岐阜新聞夕刊「**夕閑帳**」自己執筆文集
1971年以降の自分史からみた「五感健康法」

五感健康法

あれーこれ Ⅲ

岐阜大学名誉教授
岩田　弘敏

はじめに

岐阜新聞夕刊が、２０１７年9月30日をもって休刊となりました。夕刊にはコラム欄「夕閑帳」がありましたが、私は、２００６年3月、その欄に月2〜3編のペースで、主として健康に関して寄稿するように依頼されました。

２００６年3月25日に、自己執筆コラムの1編目が掲載されましたが、それから、今回の休刊までに４７７編のコラムが掲載されました。

２００１年から２００６年までの5年間、飛騨市古川町（２００４年1月までは吉城郡古川町）に設置されていた、岐阜県健康長寿財団老人障害予防センターの所長（月1日の非常勤）を拝命していました。そのセンターの主な事業は、五感健康法の普及啓発でした。その仕事の一つに、市町村で認知症や寝たきり予防に五感健康法を用いて活躍する人材として、五感健康法推進員を養成することがありました。そこで夕閑帳へは、五感健康法に関連することを記述していけばよいと思い、寄稿を承諾しました。

五感健康法とは、「五感にさまざまな快適な刺激を与えて脳で情報処理し、脳を活性化させ、恒常性を維持し、自然治癒力を高め、心と体の健康保持、増進を図る方法」と定義づけています。脳への情報は、すべて五感から入力されますので、あらゆる行為、思考が該当します。つまり快感を与えてくれる、すべてのことが健康法となります。楽しく長続きできる趣味、娯楽は最適な五感健康法です。

原稿が200編ほどたまったとき、五感健康法に関係のない原稿も捨てがたいので、自己執筆分、すべてを一括して、2012年6月、『五感健康法あれこれ』と題して岐阜新聞社から発行しました。その後も執筆が続き、400編目となったのを区切りに、『五感健康法あれこれⅡ』を、2016年8月、やはり岐阜新聞社から発行しました。

さらに夕閑帳の執筆が続けば、600編目になった時点で、『五感健康法あれこれⅢ』を発行するつもりでおりました。ところが、このたび、夕刊が休刊となりましたので、残念ながらその計画を断念し、『五感健康法あれこれⅡ』発行後、自己執筆分が77編ありましたが、これを捨てるのは惜しいので、夕刊に掲載されない23編を追加執筆し区切りのよい100編（通算500編）にして、それを、『五感健康法あれこれⅢ』として発行することにしました。

インターネットで、「五感健康法」を検索しますと、老人障害予防センターが設置された当初は、数件しかヒットしませんでしたが、今では20万件以上ヒットするようになりました。

しかし、一般には、まだまだ五感健康法は認知されておらず、今でも「五感健康法って何ですか」と問われます。そこで、岐阜新聞夕刊への掲載が終了してしまいました関係で、『五感健康法あれこれ』シリーズが、本書で最終版となりますので、後段に、ドイツ滞在後をまとめた「1971年以降の自分史からみた『五感健康法』」を掲載することにしました。

本書に関しましてのご意見、ご助言、ご批判を頂ければ幸甚です。

本書出版にあたり、岐阜新聞社の出版部門の皆さんには、私の今までの五感健康法に関する、いくつかの出版物に準じて、ご助力、ご支援を頂きました。厚くお礼申し上げます。

岩田弘敏

2018年5月

目次

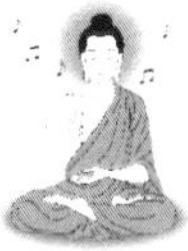

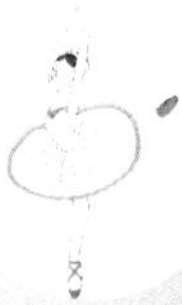

2016
平成28年

2017

401

バレエ音楽とソロ舞

バレエ音楽は、バレエの伴奏を目的として作曲された音楽のことである。バレエ以外のダンスの伴奏にもなり、音楽自体が音楽作品として演奏会で演奏されることもあるとか。バレエ音楽には、チャイコフスキーの「白鳥の湖」や「眠れる森の美女」、「くるみ割り人形」をはじめ、他の作曲家による「ドン・キホーテ」、「ジゼル」、「エスメラルダ」、「コッペリア」などがある。バレエ音楽を聴くと、宝塚歌劇を観劇しているような気分になる。

◇

4月1日、孫娘がレッスンを受けているスタジオＳＡＫＵＲＡの第2回バレエフェスティバルが岐阜市文化センターであり、その招待に応じた。フェスティバルは群舞と10人ほどのソロ舞であった。

◇

ソロ舞は各人、好きなバレエ音楽を選び、その一節のうち数分間をソロで踊る形式の発表会だった。孫娘たちは各自、持ち時間内に、音楽に合わせ、爪先立ちで片足を大きく上げたり、回転したりしてレッスンの成果を存分に披露してくれた。10曲ほど、それぞれ数分間の短いバレエ音楽を聴きながら宝塚歌劇を連想していた。

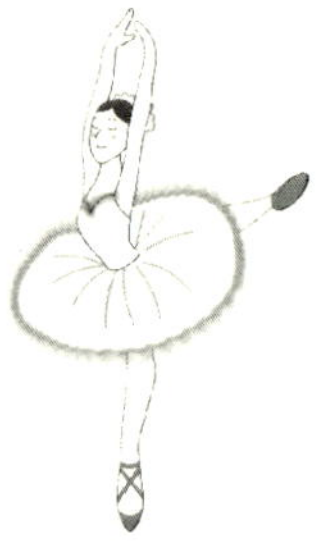

（2016年4月19日・火 掲載）

402

百折不撓と九転十起

雑誌プレジデント4月4日号で、林信秀みずほ銀行頭取の「ピンチを支えた母校の教訓」の小見出しが目に留まった。彼は県立岐阜高校の出身。母校の校歌の2番の歌詞に「百折不撓《ひゃくせつふとう》」があり、これを座右の銘とし、何度かの失敗にも屈せず、起き上がる精神で企業のトップに上り詰めたとか。

◇

座禅の姿と心を具現化した達磨大師の言葉「七転八起」と百折不撓は同じ精神とのこと。

◇

NHK連続テレビ小説「あさが来た」が、大好評のうちに終了した。このドラマ原案本、古川智映子著『小説　土佐堀川　広岡浅子の生涯』(潮出版社)の中から浅子の言「加島屋の鉱山は事故にあった。七転び八起きという言葉があるが、私は、九転び十起きと思って負けない。明治維新の難局に遭遇したことと、鉱山の災害とで加島屋はまだ2度しか転んでいない。再起の念を強くし、加島屋を前以上に盛り立てていきたい」、つまり「九転十起」を人生訓として努力すると決意し、その後、女子大や大同(小異を捨てて大同につく、の故事から命名)生命の創設に尽力したとか。まさに明治の大実業家であったようだ。

(2016年4月26日・火 掲載)

403

花粉症には予防が優先

花粉症とは、花粉が体に入るたびに抗体が増え続け、体内にヒスタミンなどの化学伝達物質が放出され、その物質が鼻、目の結膜に付き鼻水、鼻づまり、くしゃみ、涙、目のかゆみ、のどの違和感などを引き起こす病気。それに対して点眼薬、抗ヒスタミン薬、ステロイド点鼻薬などが用いられる。

◇

私が産業医をしている事業所にもマスクを着けた花粉症患者が何人かいる。先日、衛生委員会で、同系列事業所には、診療所があり、そこで処方されているが、当所にはそれがない。せめて点眼薬ぐらい常備してはどうか、との意見が出た。確かに同系列であれば、全社平等であるべきだが、診療所設置、点眼薬等の常備より春先からの予防を優先すべきでは。

◇

予防にはマスク、メガネは必須策。衣食住での対応としては、衣では花粉がつきにくい化学繊維の衣類の着用、静電気を防止する柔軟剤・衣類用スプレーの使用、食ではβ−カロテン、ビタミンC、ポリフェノールなど抗酸化作用のある成分を含む緑黄色野菜・果物の摂取、乳酸菌・発酵食品、食物繊維の摂取、インスタント食品や加工品は禁忌、住では洗濯物の室内干し、乾燥機の使用などがある。

（2016年5月2日・月 掲載）

404

糖質制限の必要性

数年前からぎふ総合健診センターで不定期に健診活動をしている。最近は尿糖陽性者が目立ち、高血糖者が多い。高血糖は糖尿病の増加を暗示するが、血管内皮を傷つけるので動脈硬化や心筋梗塞のリスクを高め、がん発症とも関係しているのでは。幻冬舎新書『糖質制限の真実』の著者山田悟氏は、彼自身が糖尿病専門医である立場で統計的に分析して、日本人は6人に1人が血糖異常者、40歳以上に限定すると3人に1人が糖尿病予備軍で、50年前から患者数が増えていると警鐘を鳴らしている。

◇

彼は、1枚の図表から、「主食のみ（白米200グラム、338キロカロリー）の摂食者よりは、同量の主食に豆腐、ゆで卵、マヨネーズ、ほうれん草、ブロッコリーを加えた食事（604キロカロリー）の摂取者の方が血糖値を下げている」と読み取り、糖尿病予防にはカロリー制限より糖質制限のほうが有効であると記述している。

◇

糖質は炭水化物から食物繊維を差し引いたもので、糖尿病予防には、炭水化物制限食ではなく、糖質制限食、低糖質食にすべきで、山田氏は「緩やかな糖質制限食」の意味の「ロカボ」を日本人を救う革命的食事法として提唱している。

（2016年5月12日・木 掲載）

405

糖質制限にブランパン

私の朝食は、ここ10年ほどは主食を6枚切り食パン1枚（栄養成分表示では1枚196キロカロリー）にしていた。感化されやすいせいか、最近は、栄養的に優れているといわれているライ麦パン1枚（同1枚147キロカロリー）に切り替えた。

◇

山田悟氏の『糖質制限の真実』によると、「ロカボ」は「緩やかな糖質制限食」の意味で、糖質を1食20～40グラム、これとは別に1日10グラムまでのスイーツ・間食を食べて1日の総糖質摂取量を70～130グラムにするのが理想としている。これは現在の日本人の糖質摂取平均値の約半分とか。ライ麦パン1枚の糖質は26・1グラムで、ご飯1杯の糖質約70グラムよりはるかに少ない。同著で紹介されているブランパンは、特定のコンビニで販売された小麦ふすまを使用した商品で、2個入りパック。糖質は1個当たり2・3グラムで、非常に少ない。エネルギーは2個で128キロカロリーと、ライ麦パン1枚より少なく、食物繊維は1個で5・4グラムと極めて豊富だ。

◇

ブランパンは人気があるのか手に入りにくい。購入してみたが、2個食べても量が少ない上に、あまりおいしいとは言えない。主菜、副菜、果物などで相当補う必要があり、ブランパンでの糖質制限食の継続は厳しいかもしれない。

（2016年5月18日・水 掲載）

406

９カ月児からの笑み

ある日の昼近く、路線バスに乗車した。車内左側の座席に、赤ちゃんを抱いた若い母親が座っていた。私は右側の座席に座り、一瞬、襟巻きにくるまれ目だけむき出し状態の赤ちゃんを見ると、赤ちゃんは私をじっと見ていた。直後、目を細め笑っているように見えた。「ウ、ウ」と言いながら首を動かしていたので、母親が襟巻きを外すと赤ちゃんの顔は紛れもなく笑顔だった。

◇

初めて出会った赤ちゃんに、にっこり笑ってもらったのは初体験だった。母親に「いくつ？」と尋ねたら「９カ月」との返事。人見知りは６、７カ月から始まるといわれているが、何もあやしていないのに、９カ月児がよその人を認識して愛想笑いをするのだろうか。あるいは、その子の祖父と見間違いしたのだろうか。再度、目と目を合わすと幼児のような笑顔になった。

◇

私の顔は赤ちゃんに泣かれるような怖い顔ではなさそうだ。むしろ赤ちゃんに好かれる顔をしているのかも。それにしても、赤ちゃんの祖父はその子に相当、愛情を注いでいるのではなかろうか。この赤ちゃんの精神発達は優れていると感じた。

（２０１６年5月24日・火 掲載）

407

瞑想《めいそう》で心を整える

雑誌プレジデント4月4日号で、石川善樹氏執筆の「超エリートがなぜ今、瞑想に励むか?」の小見出しが目に留まった。有名な企業が続々と瞑想を導入しているとのこと。これは、メンタルヘルス対策かと思いきや、その目的は「仕事のパフォーマンスの向上」というのである。

◇

瞑想は、何かと拡散しがちな意識を一点に集中させていくことで、姿勢を正す「調身」、呼吸を整える「調息」、注意をコントロールする「調心」の三つが必要とか。

◇

調心は難しく、初心者は「集中瞑想」から始めるとよいらしい。自己の呼吸や眼前の物のうち、一つに注意を集中させる瞑想法とのこと。幾つかの脳のネットワークが活性化すると集中力、記憶力、意思決定の認知機能が高まり仕事のパフォーマンスが向上する。集中瞑想の次は「観察瞑想」を。瞑想中に湧き起こる思考や感覚をそのまま観察していくと、集中瞑想とは異なる脳のネットワークが活性化してアイデアのひらめき、感情のコントロールができ人間関係の改善が期待できるとか。禅・瞑想のうち思想部分を除いた禅を「ストレス低減法」といい、「マインドフルネス」ともいうらしい。

（2016年6月6日・水 掲載）

408

落語と道徳

最近、過激な「いじめ」が頻発し、自殺に追い込んだり、殺人に及んだり由々しき事態が生じている。嘆かわしい限りである。モラルが相当低下しているのでは。

◇

2008年4月、本欄に「落語と健康」を掲載しているが、そこで落語の祖、安楽庵策伝が各地での説教の合間に面白い小ネタを混ぜ、その説教メモを集めて「醒睡笑《せいすいしょう》」を編纂《さん》している。これが古典落語となったのでないかと記述した。もともと説教集だから、かつての修身の原本になっていたとも考えられる。

◇

この4月29日、NHKラジオ深夜便「明日へのことば」で桂歌丸師匠がインタビューに答えて、「昔の学校での修身の時間に代わって、今では道徳の時間になっているが、古典落語には道徳関連部分が含まれているので、道徳の時間には落語を取り入れてほしい」と力説していたように聞こえた。この放送は新春対談のアンコール放送だったようだ。そこでは「まだまだ引退など考えていない。現役で過ごす」との発言があったが、翌30日、テレビ番組「笑点」の放送50周年を機に大喜利の司会を勇退するとのニュースが流れた。驚きだった。

（2016年6月11日・土 掲載）

409

人工甘味料、アスパルテーム

最近、口臭対策に原産国、オランダの錠剤型の清涼菓子「フリスク（ペパーミント）」をなめている。これをなめるようになってからは「口が臭い」と嫌な顔をされなくなった。芳香ガムやうがいでは口臭対策にはならなかったが。しかし、これや芳香ガムには甘味料として、健康によくないといわれているアスパルテームが含まれている。

◇

藤田紘一郎著『体がよみがえる「長寿食」』（三笠書房　２０１４）では、合成甘味料で健康によくない添加物の例として、アスパルテームを挙げ、脳腫瘍、白血病、リンパ腫を起こす危険性があると指摘している。アスパルテームは砂糖の２００倍の甘味をもつ人工甘味料であるが、体重50キログラムの人なら2千ミリグラムまで許容されるようだ。「フリスク」1箱（50粒）7グラムなのでアスパルテームがどれほど含まれているか不明だが、50粒すべてなめても極わずかでは。

◇

山田悟著『糖質制限の真実』には外国論文が引用されている。アスパルテームの摂取量が、普通に使う1杯分にさらに1杯分ずつ増やすにつれ悪性リンパ腫の発症率が約1・3倍なのに、砂糖の摂取では約1・7倍で、砂糖のほうが高リスクと指摘している。

（２０１６年6月17日・金 掲載）

410

受動喫煙と飲食店での対応

6月4日、私が関与している「岐阜―食を考えるみんなの会」が、第82回研究会「受動喫煙ってなに？」を岐阜大学サテライトキャンパスで開催した。健康増進法や労働安全衛生法一部改正などで、受動喫煙防止対策の努力義務が課せられている。

◇

岐阜市立女子短期大学の中村こず枝准教授（当時）は「受動喫煙と環境」と題して受動喫煙の恐ろしさを医学的、疫学的に解説。愛知県健康福祉部の宇佐見毅総括専門員は「飲食店における受動喫煙」として全面禁煙店が16％であるが、これを20％にしたいとの報告。岐阜県珈琲文化研究会の広瀬祥一事務局長からは「悩ましい喫茶店から、例えば全面禁煙の珈琲文化日本一をめざしたい」との報告があった。全面禁煙できれいな空気のもと、おいしい飲食物が取れると良いが。

◇

妊婦、呼吸器・循環器疾患のある者、および未成年者への受動喫煙を避けるために、喫茶店や飲食店は、屋外喫煙所を設置した上、屋内全面禁煙、それができなければ喫煙室の設置（空間分煙）と適切な換気の実施が望まれる。

（2016年6月23日・木 掲載）

「徳川吉宗と紀州の明君」展にて

和歌山駅から降り立つと「吉宗公、将軍就任300年祭り」の幟《のぼり》が沿道に林立していた。訪問した5月29日は、和歌山市立博物館での「徳川吉宗と紀州の明君」の特別陳列の最終日だった。明君とは、天意人望（天の意志と人望）に迎えられた君主を指す江戸時代の用語とか。

◇

吉宗は、紀州藩2代藩主光貞の四男であったが、兄たちの相次ぐ死により、22歳で紀州藩5代藩主となっている。それまで自由人として藩内を巡る生活を繰り返し、庶民的感覚を身に付けたようだ。当時、困窮していた藩財政を、農業振興や厳しい倹約などにより、財政再建に努め、成果を挙げたとか。宝永地震で大きな被害を受けた際も、その復興に取り組んだという。

◇

御三家出身で初めて徳川宗家から相続し、8代将軍に就任している。紀州藩政を幕政に反映させ、「享保の改革」を実行している。私は、今回の特別陳列で、消防対策や保健医療福祉などとの関係から、町火消組合の結成、小石川養生所の設立、花見などの行楽地の整備、薬草園の整備などに尽力したことに興味を引かれた。

（2016年6月30日・木 掲載）

412

結核への対応

世界では結核がエイズを上回る死者数となっているとか。わが国では結核罹患《りかん》率は漸減傾向を示しているが、高齢者、社会経済的弱者、高蔓延《まんえん》国出身者、免疫が低下したハイリスク者には問題がある。事業場では現在でも、定期健康診断の項目に、年齢で省略されることはあるが、「胸部エックス線検査および喀痰《かくたん》検査」が含まれている。

◇

私が産業医をしている事業所で、昨年の定期健康診断での胸部エックス線検査で、1人の異常者が発見された。当該地区の病院で精密検査を受け、結核と診断されたとの報告を受けた。管轄の保健所から岐阜市の保健所に、そこから当事業所に通報された。結核は感染症なので、事業所内への蔓延を極力防止する必要があり、患者との接触者の有無を調査した。患者と車に同車した者がいるか、仕事で患者と毎日のように部屋を共有していた者がいるかなどである。

◇

そうこうしている間に、患者は排菌が陰性化し、退院して自宅待避しているとのこと。その後、数カ月で職場復帰を果たした。他への感染は回避でき安堵《あんど》した。

（2016年7月6日・水 掲載）

報連相ということ

巡回健診では健診開始までに少々準備時間がある。その間、事業所の健診会場や役員室などに掲げられている経営方針、社員規律などを目にすることが多い。先日、ある印刷会社の健診時に、社員規律で「報連相」を目にした。

◇

報連相は、私が今までさまざまな職場で、常に初任者教育で言い続けてきた言葉である。先の某社では、「何事も迷ったとき自分で勝手に判断してはいけない、報告、連絡、相談を大切に。不平不満だけでは解決できない、言いたいことを言わないでいると会社の雰囲気が悪くなる。お互いに仕事の問題をぶつけあい議論することが大切だ」と。

◇

「報告」は、タイミングと方法を考えること。「連絡」は、できる限り簡潔に、用途によって手段を変える。「相談」は、伝える情報に最善の注意を払う。報連相が徹底されるとコミュニケーションがよくとれて、プロジェクトがうまく進む。相談からワークショップができることもある。しかし、これは時間の無駄という企業もあるとか。

（2016年7月12日・火 掲載）

414

五感からの快・不快刺激

五感からの快適な刺激が認知症や寝たきり予防に有効という設定で、五感健康法が推奨されてきた。アンテナの感度を上げれば際限なく気持ち良くなり、脳の活性化、免疫力アップとなり予防効果も上がろう。わが国は、5年前の東日本大震災、今回の熊本地震など幾度となく大震災や集中豪雨などの自然災害に打ちのめされてきた。健康被害は甚大で、自然の無情さに憤りを感ずる。被災地を噺《はなし》家や歌手、タレントなどが慰問しているとのニュースを耳にするにつけ、五感への快適な刺激が被災者たちを勇気づけ、癒やしているようだ。

◇

感覚は個人差が大きいが、美しい景色を見る（視覚）、おいしい食事を取る（味覚）、お気に入りの音楽を聴く（聴覚）、神経を和らげるような香りを嗅ぐ（嗅覚）、喜劇や落語などを楽しむ（聴覚）、深呼吸する（触覚）、などの快適な刺激を受けて過ごせば、ストレスが解消され、免疫力もアップするのでは。

◇

五感を通しての快適な刺激を10分から15分ほど、日々の洗面、歯磨きのように、毎日受けていけば心身が癒やされないだろうか。これが五感健康法である。

（２０１６年7月19日・火 掲載）

情報に翻弄された食生活

京都大学出身の農学者、伏木亨氏は「おいしさ」を、「生理的欲求に合致するときのおいしさ」、「生まれ育った食文化に合致するおいしさ」、「脳を強く刺激して病みつきになるおいしさ」、それに「情報がリードするおいしさ」に4分類している。

◇

現代の食生活は、「情報がリードするおいしさ」に翻弄《ほんろう》されていないだろうか。五感、特に味覚で食べ物を味わう力が鈍っているようだ。スーパーなどで買う食材は、産地表示、賞味期限、値段などで判断して入手。旬の味はどんなものか知らず、高いから「おいしい」はずという発想。情報が増えれば増えるほど、舌で味わうことの感覚を鈍らせている。表示された賞味期限の日付だけで判断し、期限切れであれば、においも嗅がず即座に廃棄してしまう。栄養にしても、食品に張り付けられた情報だけで決めている傾向がある。表示に偽りがあるとの情報があると、五感での吟味もなく、類似の商品も合わせて廃棄していまい、以降、その食品を拒否し続けるようだ。

◇

賞味期限も価格も大切であるが、もう少し五感、なかんずく味覚、嗅覚を働かせて、食材を入手すべきではなかろうか。

（2016年7月30日・土 掲載）

416

嗅覚の神秘性

アロマテラピーは、免疫機能を高め、ストレス解消にも役立つ健康法といわれている。嗅覚は、自身が身に付けた記憶しかなく、後に同じにおいを再現できない感覚で、疑似体験ができないようだ。

◇

においは、目の前にありながらも、形はなく、見ることも触れることもできないもので、何かしら神秘性を感じる。心の奥底で生じた微妙な情感をにおいで表現することがあり、例えば何か疑わしいときに「怪しいにおいがする」と言ったりする。

◇

においには個人差が大きく、好き嫌いが激しい。においの捉え方もまちまちで、捉えようによっては神秘性がある。そのため、においの良しあしは健康状態でも異なり、だれにでも同じエッセンシャルオイルを用いるわけにはいかない。アロマテラピーには難しい面が多いので、専門であるアロマテラピストから、個々の健康状態に合わせ適切な処方を頂く以外には、策はなさそうだ。

（２０１６年8月5日・金 掲載）

417

添い寝の風習

わが国には、添い寝の習慣がある。昔の家屋の多くは、鍵のないふすまで仕切られた部屋が四つ、田の字に配置され、寝室は一つしかなかった。そんな住宅事情にもよるのであろうか、子どもが小さい内は、親子が一緒に川の字になって寝ていた。それは今でも見られる。

◇

半世紀前、当時、年長と年少の園児だった2人の娘と私たち夫婦4人が西ドイツに1年間、滞在したことがある。用意されていた住居は、昔の領主の邸宅（城）の裏手の、かつての馬車置き場兼馬小屋を外国人研究者家族用に改造されたものだった。天井の高い、施錠できる、大きな子ども部屋があった。とても幼児たちだけでは過ごせない部屋だった。ドイツの子どもたちは、このような部屋で生活し就寝するのは当たり前だと言われた。子ども部屋で就寝させないで、家族が一つ部屋で就寝していると知った研究所の所員たちは不思議そうな顔をしていた。

◇

ドイツには子どもの自立心の養成に親子別室で就寝する習慣があるようだが、わが国では、添い寝、川の字就寝、母乳育児の接触風習が強い。文化、習俗の違いであるが、わが国の住宅も風習も洋風化しているようだ。

（2016年8月12日・金 掲載）

418

岐阜信長場所の観戦

大相撲地方巡業を初めて観戦したのは私の出身地、愛知県新城市である。羽黒山・照國時代であったが、羽黒山が休場中だったので、照國の一人横綱の感がしていた。

◇

半世紀前、岐阜県の大企業の産業医をし始めたころ、報酬代わりに名古屋場所の升席のチケットを頂戴した。本場所が升席で観戦できるうれしさに興奮しながら親孝行のつもりで、両親を招き、私たち夫婦と4人で観戦したが、窮屈であったことだけが印象に残っている。その後しばらくぶりに、やはり名古屋場所を観戦したことがある。このときは娘家族と一緒だったので、やはり窮屈だったことだけが印象に残っている。数年前、夫婦で両国の本場所を観戦したが、最上階席だったので、力士たちの顔も分からないほど遠かった。

◇

7月31日、夏巡業岐阜信長場所に夫とペア升席で観戦するつもりの長女から席を譲ってもらい観戦した。力士の表情が分かるほどの間近で観戦でき、また、稽古風景、相撲甚句、初切《しょっきり》などが見られて大満足であった。当日、ファンだった九重親方の訃報に接した。すい臓がんで亡くなったとか。病状の経過が妻とほとんど類似していた。

（2016年8月20日・土 掲載）

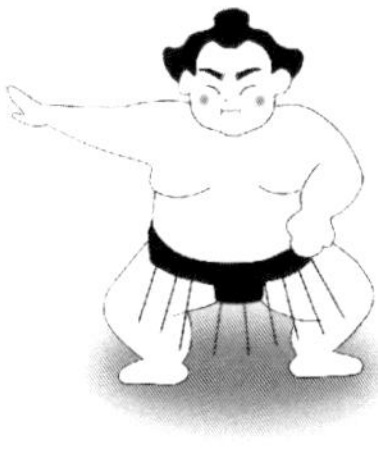

つぼ「湧泉《ゆうせん》」の力

東洋医学では、体にはエネルギーが密集する場所、「つぼ」があり、そこを刺激すると、関係する器官や内臓が活性化するとか。副交感神経が優位となり、免疫力が高まるともいわれている。

◇

3年前の9月、義母が永眠した。今年の七夕の日に妻が永眠した。2013年12月の本欄に『爪もみ』の不思議さ」を掲載した。爪もみは東洋医学での「井穴《せいけつ》」と同じ。義母の臨終直前に、爪もみを始めると指を次々と開いてきて、心電図モニターに映った心電図の波高が高まってきたのに驚いたことを記述した。

◇

妻は昨年2月、すい臓がんと診断され、がん剔《てき》出手術の可否のための検査に手惑い、3月末日、がん剔出手術を受けた。だが肝臓に転移があり、回復することなく永眠した。意識があるときから井穴、合谷《ごうこく》の指圧を嫌っていたが、それに対して足の指を内側に曲げたとき足の裏にできるくぼみ、湧泉の指圧はお気に入りで、指で強く抑えると痛いけど気持ちがよいと言っていた。意識がなくなっても湧泉の指圧には快適そうだった。湧泉にも不思議な力がありそうだ。

（2016年8月26日・金 掲載）

420

リオ五輪、感動に感謝

リオデジャネイロ五輪が史上最多の金、銀、銅合わせて41個のメダルを獲得して閉幕した。重量挙げ、競泳、柔道、レスリング、バドミントン、卓球、シンクロナイズドスイミング、陸上など、金、銀、銅の色の区別なく、またメダルを獲得した、しないの区別なく、いずれにも感動した。特に逆転勝利の連続に感動した。感謝したい。

◇

2012年8月の本欄に、「ロンドン五輪での活躍には堅い絆が……」を記載したが、当時もメダル獲得数は際立っていた。東日本大震災復興に向けての絆が五輪にも生かされており、競技ごとのチームワークの良さだと評価されていた。今回も競技ごとのチームワークは素晴らしかったが、それ以上に競技間同志の連携、チームジャパンの精神で競技したとの好評価もあった。

◇

個々の選手の努力は述べるまでもないが、今回は、監督、コーチ、スタッフの指導法の功績が高く評価されているようだ。競技によって「自己研さん型」「叱咤《しった》激励型」など指導方針は異なっているようだが、すばらしい成果を収めている。実力相応の目標設定が的確であったのではなかろうか。東京五輪に向けても今回のような指導を期待したい。

（2016年9月2日・金 掲載）

24時間テレビで感動と涙

ひいきの落語家の一人、笑点メンバーの林家たい平師匠が、8月27、28日の24時間マラソンに挑戦すると聞いた。膝痛《しっつう》を押して、完走できるかどうかが気になり、2日間にわたりかなり長時間、テレビを視聴した。

◇

この間、何人かの難病や障害を抱えた若者が、激しいリハビリに耐えて克服し、無謀とも思える富士登山、日本海遠泳などに挑戦している映像を見た。また、今年の24時間テレビのテーマ「愛～これが私の生きる道～」にふさわしい「盲目のヨシノリ先生～光を失って心が見えた～」や、たい平師匠の雨の中で膝痛に耐えながらのマラソン完走、これらいずれの映像にも感動して涙した。

◇

「涙の力」については、２０１３年6月の本欄で記載した。涙には基礎分泌、反射、情動の3種類があり、うち情動の涙には大脳前頭前野の発達している私たち、人間へは、副交感神経に作用して免疫力を高めるといわれている。24時間テレビの司会者はじめ、関係のスタッフすべて、また私たち視聴者も、感動と涙で、免疫力を高めたのでは。

（２０１６年9月8日・木 掲載）

422

アクアージュ散策

今夏、極度に暑い昼下がり、長良橋通りの柳ケ瀬商店街から、涼しそうな水音が聞こえる通りに入った。初めて入った路地だが、入り口に「アクアージュ柳ケ瀬」とあった。誰も通らない路地裏という感じがした。

◇

名が示すごとく、水が豊富に流れている水辺遊歩道であった。通路が水に打たれたように湿っぽかった。涼しい感じはした。すれ違う人もなく、トボトボと歩を進めていると、噴水、ビーナス像、商店らしきもの、壁に絵があった。ふと半世紀前、イタリアのベネチアを一人旅したことを思い出した。比較するにはあまりに違いすぎて、人気《ひとけ》もなく暗い寂しい通りであったが、ベネチアを思い出させた不思議な風景に映った。

◇

路地に、色鮮やかな果物、花、土産物店、芳香のする化粧品店、色とりどりの衣類が陳列されている洋品店、小ぎれいなカフェ、フランス風のミニレストラン、窓に花が飾られている家々、玄関にロココ風柱があるホテル、きれいな楽しめるような絵が描かれている壁などがあれば、五感を快適に刺激するような通りとなり、観光客や地元の人たちでにぎわうようになるのでは。

（2016年9月13日・火 掲載）

423

「色彩と健康」から五感健康法セミナー

2003年夏、当時、ご健在であった「ホテルせいらん」の後藤明社長と五感健康法について歓談中、パティオカラールームのカラーコーディネーター、舟橋あつこさんの指導で、食堂の壁をオレンジ色にしたとの話を伺った。

◇

オレンジ色は、腸、腎臓に働きかけ、クリエーティブな考えを助長する色らしい。食欲をそそる色で、暖かさを感じさせる暖色の代表。生理的に食欲不振を治す作用があるよう。ファストフード店の店内にはオレンジ色の装飾が多く使われているようだ。この色は時間の流れを早く感じさせる作用があるので、客の回転を促す効果が期待できるとか。

◇

その年度、「ホテルせいらん」では、舟橋さんによる「いろいろな色（視覚）と健康」の講話を始め、他の四つの感覚と健康について、6回シリーズの五感健康法セミナーを企画、開催することにした。翌2004年度も開催すべく準備途中、後藤社長が急逝されたが、追悼を兼ねて、その年度はセミナーを続行した。その後は残念ながら閉講。最近は、ぎふ総合健診センター「けんさんの館」で五感健康法セミナーを開催している。

（2016年9月21日・水 掲載）

424

新鮮に見えるビル街景観

長年、通い慣れた岐阜市の岐阜大学医学部跡地に「みんなの森 ぎふメディアコスモス」という図書館複合施設が完成して1年が過ぎた。先日、そこへ1人ぶらりと入館した。館内にあるカフェでコーヒーを飲みながら窓の外を眺めていると、今まで見たことのない景観と感じた。

◇

左側から富士火災岐阜ビル、桐山歯科医院ビル、朝日新聞社岐阜ビル、JAぎふビル、岐阜会館、岐阜北青色会館、酒造会館、蚕糸会館、地方裁判所、岐阜市消防本部・中消防署、検察庁、市民会館、それに緑に囲まれた美江寺、老人ホーム四季彩岐阜が次々と視野に入ってきた。私には広い駐車場を取り巻いているビル街が新鮮に映った。

◇

東京上野の不忍池の周りを取り巻いているビル街、皇居を取り巻くビル街を連想させる光景であった。ここ岐阜のは極端に小規模ではあるが、ちょっとした都会のビル街にいるような錯覚を覚えた。人は心理的に大都市で見た景観と錯綜《さくそう》するのだろうか。このように視点を変えると、単純な街がちょっとした観光地に映ることがあるかもしれない。「日常的」（見慣れた街並み）が「非日常的」（観光地）に置換することがあるようだ。

（2016年9月30日・金 掲載）

425

髪が五感刺激で蘇《よみがえ》るか

私は中学生時代から髪の毛には悩まされてきた。若白髪、脱毛と進行し、年齢より老けて見られる人生を送ってきた。

◇

ＪＲ岐阜駅構内にある書店の健康関係の書籍コーナーで、高橋栄里著『髪がみるみる蘇る習慣』（宝島社　２０１６）が目に留まった。手に取り目次を眺めていると、最後の方に「五感を鍛え健やかな心身と健やかな髪を育もう」という項のタイトルがあった。そのページを見ると、五感健康法そのものの記述であった。美しい絵画を見る、心地良い音楽を聴く、おいしいものを食べる、よいにおいを嗅ぐ、ふわふわした布団で寝るなど、五感を快適に鍛えると髪が生えてくるようなことが書いてあった。本当に髪の毛が生えてくるのであろうか。

◇

今年2月の本欄に引用した瀧靖之東北大学教授は「生涯健康脳」の提唱者であるが、当日、別コーナーで彼の著『脳はあきらめない！　生涯健康脳で生きる48の習慣』（幻冬舎　２０１６）も目に留まり、手に取ると、五感健康法と極めて類似で、「五感に働きかけ」て、認知症の進行を遅らせることが大切だとの記述があった。五感刺激で、脳の活性化とともに髪も蘇ってくれればうれしいが。

（２０１６年10月5日・水　掲載）

426

オリーブ油と亜麻仁油

２０１１年６月の本欄に「オリーブ油の効用」について記述した。かの高名な日野原重明先生の「毎朝、野菜や果物のジュースに茶さじ１杯のオリーブ油を入れて飲む習慣を続けている。オリーブ油はコレステロールを下げて動脈硬化を防ぎ、肌荒れを防ぐ作用がある」とのご高説に感化され、５年ほど前から、ニンジンまたはトマトジュースに茶さじ１杯のオリーブ油を入れて飲んできた。オリーブ油は一価不飽和脂肪酸のオレイン酸が豊富に含まれているので酸化しにくく、過酸化脂質をつくりにくいので、加熱調理も可能とか。

◇

最近、亜麻仁油がオリーブ油より健康に良いとの健康情報に釣られ、トマトジュースに茶さじ１杯入れて愛飲している。これはサラダのドレッシングに、また、ヨーグルトに入れてもよいようだ。αリノレン酸というｎ－３系の脂肪酸が豊富に含まれている。体内でＥＰＡ（エイコサペンタエン酸）やＤＨＡ（ドコサヘキサエン酸）に変わるのでアレルギー症状の緩和にも役立つらしい。酸化しやすいので加熱は不可。生で飲むのが一番のようだ。

◇

オリーブ油も亜麻仁油も良質の脂肪酸で活性酸素を除去し、アレルギー疾患の緩和作用があるとのこと。

（２０１６年10月12日・水 掲載）

血管年齢と老化予防

私が公衆衛生学教室に入って10年後ごろか、指先容積脈波と動脈硬化との関係を調べたことがある。その後、私の現役時代の同僚、高田晴子博士は加速度脈波と血管年齢について調査研究している。高名な日野原重明先生のご講演で必ず登場するウイリアム・オスラー博士は「人は血管と共に老いる」と述べていたとか。血管が硬くなるのは加齢に伴い血管の壁が厚くなったり、動脈の内側にコレステロールなどがたまったりするためといわれている。

◇

血管内皮細胞から血管収縮物質であるエンドセリンと血管を柔らかくする一酸化窒素などが出るらしい。加齢で一酸化窒素が出にくくなり、血管の柔軟性を失う。血管内膜の内皮細胞が弱り、食生活の悪化などが重なるとコレステロールなどがたまって血管が狭まり、血栓ができやすくなって心筋梗塞や脳梗塞などを誘発するとか。

◇

加齢による影響は避けがたい。加速度脈波で血管年齢をチェックして、あらかじめウオーキング、ジョギングなどの有酸素運動の励行、魚・海藻類、緑黄色野菜などを摂取する食習慣、喫煙習慣の払拭《ふっしょく》など、日常生活に注意して老化予防に努めることが肝要では。

（2016年10月19日・水掲載）

428

墓談議

私には2人の娘がいるが、2人とも他家の長男に嫁いだので、わが家には姓を継ぐ者がいない。岳父が分家の身であったので、仏壇も墓もなかった。1994年、岳父の死後、とりあえず仏壇を購入したが、墓はないまま、「どうしたものか」と家族で思案していた。2013年、墓のことは一切触れずに義母は永眠した。妻と相談して、娘や孫たちに「誰か、わが家の墓守をしてくれる者はいないか」、と尋ねたが、誰も手を挙げなかった。「1年に1回でよいから墓をみてくれればよいのだが」と願っても誰も応じなかった。

◇

両親の葬儀でお世話になった尊照寺から永代供養壇の話があったが、妻は躊躇《ちゅうちょ》していた。「私の最大の悩みは、わが家に墓がないこと」と常々ぼやいていた。妻が、すい臓がんと診断された昨年、突然、「お寺の永代供養壇に入れてもらってもよいね」とつぶやいた。その妻が本年7月、永眠した。

◇

娘たちと墓は必要かどうか墓談議した結果、「墓はいらない、永代供養壇に入れてもらったらどうか」ということになった。そこで、両親、妻の3人の遺骨を尊照寺無上堂永代供養壇に納骨した。これで私の最大の悩みが解消された。

（2016年10月26日・水掲載）

仏教と経と音楽

２０１０年12月の本欄で「報恩講法要と正信偈《しょうしんげ》」を記述した。正信偈は親鸞聖人の著書『教行信証』を８４０文字に圧縮されている偈頌《げじゅ》である。偈頌とは仏教の真理を詩の形で述べられたものとか。膨大な経典は「語り下ろし」なので、覚えやすいようにリズミカルな七五調、五七調になっているようだ。

◇

五木寛之著『はじめての親鸞』（新潮社　２０１６）中に「仏の教えは歌で始まった」の項があり、そこに、仏陀《ぶっだ》の教えは文字からではなく、話の内容を歌にして唱和しながら広がったのではないかと記述している。比叡山では音楽や歌が重要視され、歌われる念仏であったとか。それ故に「正信偈」は詩の形でリズムをつけて読誦される。

◇

歌う念仏、音楽としての念仏、歌声としての念仏運動が鎌倉時代の都の惨状の中に広がったといわれている。「比叡山、高野山、奈良南都六宗を中心とした体制的な仏教が、人々の心の中に根を下ろしている中で、少数の過激な動きと見られた念仏が水が地に浸みるように少しずつ秘《ひそ》かに広がったと考えられる」というのが五木さんの説である。

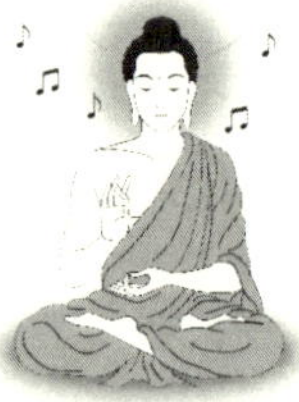

（２０１６年10月31日・月 掲載）

430

リオ・パラリンピックからの知見

リオデジャネイロ・パラリンピックを視聴しながら感動と共に、いろいろなことを知見した。片足を切断しながら、素晴らしいタイムで走り、幅跳びで長距離を跳び、閉会式で躍動感あふれるダンスを披露したシーンを視聴して、いずれもかなりのトレーニングを積んだ結晶ではと感嘆した。それは義足をうまく使いこなす訓練の結果でもあろうが、義足の「出来」も優れているようだ。車いすテニスや車いすラグビーでも磨き抜かれた技が存分に発揮されていたようだが、車いすの性能もよいように感じた。福祉用具の進歩には目覚ましいものがあるようだ。

◇

視覚障害者の競泳、長距離走にも感銘を受けた。競泳にはレーンがよきガイドの役を果たしているようだが、トラックや道路での走行には、すぐれたガイドが伴走していることを知った。メダルは2人とも同じものが授与されるとのことを知って安堵《あんど》した。

◇

東京パラリンピックまでに、各競技場、会場へのアクセス、宿舎など諸施設をバリアフリーにしていかなくてはならないが、わが国には、何かにつけて差別する人が目立つので、心（ソフト）のバリアフリーには相当、配慮しなくてはならないのでは。

（2016年11月8日・火 掲載）

431

長良西敬老会・金婚祝い

先日、「長良西地域敬老会・金婚祝い」が岐阜市の岐阜都ホテルで開催された。この会は6年前から毎年、開催されているとのこと。私はこの地域に30年以上住んできたが、コーポ暮らしなので町内会に入らず、地域活動にも参画してこなかった。この敬老会の案内は毎年頂戴していたが、仕事の関係で参加できず、今年、初めて参加した。私たち夫婦は一昨年、金婚の対象であったが、非会員なので、金婚祝いの招待状は受けなかった。

◇

当日、式典、会食の後、八代壱心さんによる歌謡ショーに始まり、ハワイアンダンス、保育園児の歌、和楽器演奏と続いたアトラクションがあり、それを楽しんだ。いずれも地元の人たちだったそうだ。素人離れしていて、五感を快適に刺激してくれた。

◇

2013年10月の本欄「創作童謡劇を観賞して」の中で記載した揖斐川町老人クラブ連合会では毎年芸能大会を催しているとのこと。長良西地域の中には芸達者の人が大勢いそうなので、1年に1日、揖斐川町のように、多種多様な芸能を披露する大会を開催してはいかがか。五感健康法大会ともいえるが。

（2016年11月15日・火 掲載）

432

暗黙知と形式知

妻は、緩和ケアを受けるために1カ月少々の入院期間中、次々と交代してくる看護師たちと、それぞれよいコミュニケーションを保っていたようだ。

◇

2014年5月、本欄で「暗黙知ということ」を記載した。教科書や規則を通して獲得した知識、これを「形式知」といい、これに対し、経験から獲得される言語化しにくい知識を「暗黙知」というようだ。前者はマニュアル通りに看護して、患者の心理状態に無関心なタイプであるが、これを妻は極端に嫌っていた。

◇

緩和ケアには三つの能力が必要といわれている。一つめは、患者の苦痛について評価し、専門家とケアプランを立てる能力、すなわち「臨床力」。二つめは、最新のエビデンス（科学的な根拠）を学び、それを実践に応用できる能力、すなわち「EBM（エビデンス・ベースド・メディシン、ここではMをNにしてナーシングというべきか）力」。三つめは、患者、家族への対応、他職種との関わりなどの特殊能力、すなわち「コミュニケーション力」。看護師は形式知、マニュアルを大切にしないといけないが、患者とのコミュニケーション、苦痛を緩和させる言語や表現、表情、いわゆる暗黙知も重要ではなかろうか。

（2016年11月21日・月 掲載）

日本舞踊を鑑賞して

日本舞踊には妻、娘、孫娘とも縁がなかったせいか、公演を鑑賞する機会は一度もなかった。今回、たまたまひいきのスナックのママから、岐阜市の「ぎふ清流文化プラザ」で開催される日舞公演の整理券を頂戴したので、鑑賞した。

◇

日本舞踊は伝統的な舞踊で、大きく分けて「舞い」、「踊り」、「振り」に分けられるようだ。「舞い」は歌や音楽に合わせて、すり足や静かな動作で舞台を回るもの。「踊り」は軽快に足を踏み鳴らして拍子を取りながら、動きのある手振り身振りでうねり回るもの。「振り」は日常的な動きやしぐさを舞踊として表現するもの、だとか。

◇

プログラムに「のびる指先」うんぬんの記述があったが、指先をしっかり伸ばし、見つめることが基本で、美しく、しなやかさを表現するパーツだそうだ。ママの出番は第2部で、所用で中座しなくてはならない時間が迫ってきたので、時計とにらめっこで鑑賞した。日舞に無知な私から見ても、堂々とした見事な舞踊で感動した。舞踊は踊り手には趣味を生かした、楽しい健康法では。

（2016年11月29日・火 掲載）

434

高齢心不全への対応

わが国では、心疾患は「がん」に次いで死因の第2位である。その心疾患のうち、心不全での死亡割合が多い。特に高齢者の心不全が多いようだ。高齢社会では心不全はがんや認知症より注目されなくはならないのでは。しかし、「隠れ心不全」が多く、心不全か老衰かわからない場合が多いため、対処が難しいらしい。

◇

9月19日発行の医学界新聞で、高齢心不全患者が増加している今日、臓器や疾患を診る病院レベルから、生活の場をベースにした地域レベル医療への転換が求められていると紹介されていた。つまり、病院だけで全ての患者を診続けていくのではなく、症状が安定している患者は地域で診るという形が必要だと。心不全の病態は非常に複雑で、高齢者では増悪因子や生活因子などがあり、それらにも注意を払う必要がある。

◇

終末期を含め高齢心不全患者に、どのような特異性、問題点があるかを明確にして、循環器の専門でない医師との認識を共有していく必要があるとか。ならば、単なる検査データだけの情報交換ではなく、2015年9月、本欄で紹介した「ナラティブ・メディシン」（物語と対話に基づく医療）で、患者の容体の経過を認識し合う必要があるようだ、

（2016年12月5日・月 掲載）

「岐阜芸妓をどり」に魅了

今年11月、「岐阜芸妓をどりを愉《たの》しむ集い」が岐阜グランドホテルで開催された。この集いは毎年開催されているようだが、私は知人から誘われて初めて参加した。国立劇場東京公演で文部大臣奨励賞(1996年)に輝いた岐阜芸妓組合の催しで、日頃お稽古を積んだ成果が披露された。

◇

開会早々、春「二人春雨」、夏「夕暮れ」、秋「奥山もみじ」、冬「淡雪」の踊りがあり、休憩後、長唄「雛鶴三番叟《ひなづるさんばそう》」が素囃子《ばやし》で、最後にメインといえる長唄「俄獅子《にわか》」が演じられた。邦舞、唄、三味線、囃子など伝統芸能が舞台いっぱいに繰り広げられ、五感に心地よい刺激を与えてくれた。

◇

以前から歌舞伎観劇が五感健康法になると述べてきたが、今回の芸妓をどりも、五感健康法に十分なりうると感じた。邦楽、邦舞、唄などは日本の美しい文化の代表なので、岐阜の伝統文化を守り振興する岐阜芸妓組合の一層の発展を期待したい。邦舞は美しい立ち居振る舞いの仕方・所作、正しい姿勢が求められ、全身の筋肉を使い、有酸素運動になるので、最上の健康法になるのでは。

(2016年12月12日・月 掲載)

436

すい臓がん4割、既に転移

9月26日の岐阜新聞朝刊1面トップに、表題のような大活字が目に映った。国立がん研究センターが院内がん登録患者のデータを分析した結果、すい臓がんが発見時にはすでに他の臓器に転移しているケースが4割を超しているというのだ。妻も大相撲の九重親方も、この4割の中に入ることになる。

◇

親方を襲ったすい臓がんの発見から手術、死亡に至った経緯は、妻とちょうど1カ月のずれで極めて酷似していた。親方の場合、人間ドックで発見されたときは相当大きい腫瘍になっていたのでは。妻の場合、すい臓がんらしいと診断された時点では大腸、肝臓への転移はなかったが、手術時には腹膜への転移があったようだ。

◇

腫瘍らしき腫瘍も含めて、きれいに剔《てき》出され、念のために抗がん剤が投与されたにもかかわらず、肝臓に転移がんが見つかったのには驚嘆した。その後、別の抗がん剤も使用されたが、いずれも効かなかった。原発性の肝がんとすい臓がんからの転移がんとは全く異なる腫瘍のようだ。それだけに転移がんには打つ手がなさそうだ。すい臓がんを早期に発見するすべの開発が待たれる。

（2016年12月19日・月 掲載）

437

ストレングスモデルということ

五木寛之、釈徹宗著『70歳！人と社会の老いの作法』（文芸春秋　２０１６）に宗教の世界ではナラティブ（物語）の大切さが記載されている。物語は人々の記憶の深部にわだかまることを表現できるからとか。

◇

9月26日の医学界新聞に、「ストレングスモデルを始めよう」という大見出しがあった。ストレングスモデルとは、患者が持つ夢や希望の実現に役立つストレングス（強み）を活用して生活を支援する技法とか。これまでの医療者は「問題解決モデル」に重点が置かれてきたが、患者それぞれの特性、技能、才能、能力、環境、関心、願望、希望の八つを誰もが持っているはずだから、患者が自分を取り戻すために「（このように）在りたい自分」を自身の言葉で表現し、支援者と共有する、支援者はストレングスを患者と共に見つけ出し、患者の健康的な面を生かしていくことのようだ。

◇

福祉の領域ではストレングスモデルは一般的なことのようだが、慢性疾患には治療目標を設定するに際し、前述の特性、技能、才能など八つを誰もが持っているので、「（このように）在りたい自分」を物語風に表現することがよさそうだ。

（２０１６年12月27日・火 掲載）

2016

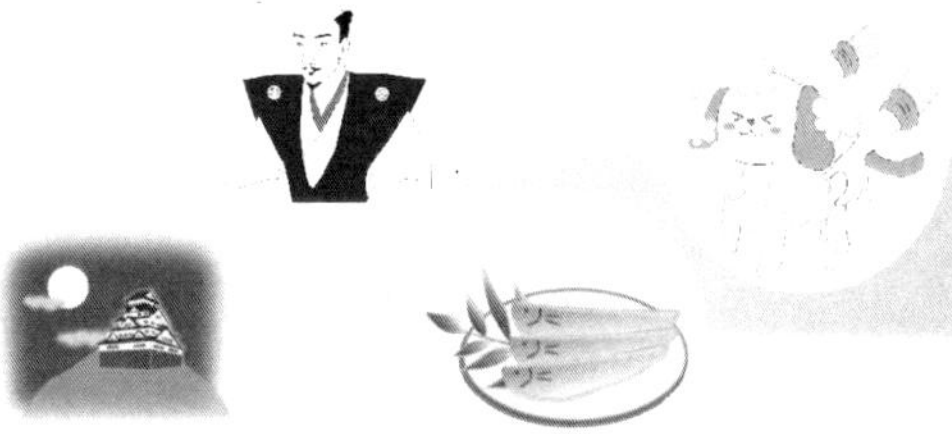

2017

平成29年

箏研究会に出席して

私のテレビを通じての正月風物詩は「箱根駅伝」で、それを視聴して興奮、感激（交感神経を刺激）している。チャンネルを変えると和の風物詩、箏の音、宮城道雄作曲「春の海」などが流れてきて癒やされる（副交感神経刺激）。箏は雅楽の楽器の一つから室町時代末期に箏曲として大成されたもののようだ。

◇

箏曲家宮城道雄直門、芙蓉《ふよう》会のお琴教室に長年通っていた長女が、受験生を抱えてしばらく教室を休んでいたのだが、最近また通い始めた。昨秋、芙蓉会箏研究会が岐阜市のホテルグランヴェール岐山で開催され、長女に誘われて出席した。「浜木綿《はまゆう》」に始まり、16の箏曲が披露されたが、私の都合で、中ほどの「都おどり」までで中座した。「浜木綿」は入場したとき、すでに始まっていたが、「都おどり」は通しで聞き入った。三弦、尺八と高音・低音の二種の箏《そう》、唄との合奏で、調和がとれ、雅やか、かつ、美しい音色で華やかさを感じて心地よい気持ちになった。

◇

ここ数カ月間、日本舞踊、芸妓をどり、箏曲と立て続けに日本伝統芸能に浸ったが、いずれも五感に快適な刺激を受けた。

（2017年1月5日・木 掲載）

439

30年単位で考えては

五木寛之と釈徹宗著『70歳！ 人と社会の老いの作法』に、近年、寿命が延びてきたので、「人生を30年単位で考えては」との興味ある記載があった。すなわち、生まれてから30歳まで（第1の生）、30歳から60歳まで（第2の生）、60歳から90歳まで（第3の生）の三つに分けて人生論、宗教論、哲学、思想、文化などを論じたほうがよいというのである。

◇

ある宗教が持っている雰囲気は教祖、指導者の亡くなった年齢と何か関係がないかと。イエスは30歳前後、マホメットは60代前半、ブッダは80歳、日本では道元が50代、空海、日蓮は60代、浄土宗の中では法然が80歳、蓮如が85歳、親鸞が90歳で死亡しているので、人生観、死生観など、それぞれに違いがあるだろうから、宗教も前述の30年単位で考えるべきではと。

◇

趣味、娯楽、愛読書、音楽なども30年単位で選択されるであろうが、食生活、運動などの健康法もまた、30年単位で行うべきでは。五感健康法は趣味、娯楽が中心の健康法なので、健康によいこと、好みの健康法を自らの30年単位に応じて選び、励行するのに適しているのでは。

（2017年1月14日・土 掲載）

ダイヤモンド金華

岐阜市のランドマークは金華山である。標高329メートル。山頂には、長良川国際会議場から眺めて、二つのこぶがある。左側の大きいこぶに岐阜城、右側の小さいこぶに旧岐阜気象台金華山分室が見える。

◇

富士山頂から太陽が顔を出す瞬間、まるでダイヤモンドが輝いているように見える。これをダイヤモンド富士と称している。湖面に映ると、「W（ダブル）ダイヤモンド富士」になるとか。今年元旦の午前8時前、あるテレビ番組を見ていると、出演のゲストたちが、今か今かと大騒ぎしているシーンに出くわした。丁度、初日が上がりダイヤモンド富士となった。ダイヤモンドのような見事な放射光であった。

◇

昨秋、長良川国際会議場近くに転居したばかりであるが、元日、部屋の窓から金華山頂を眺めていると、午前8時には白金色をバックに、岐阜城を中心とした金華山が、くっきりとシルエットになり、15分後に、金華山頂の小さいこぶ上がダイヤモンド富士のようにまぶしく輝き始めた。「ダイヤモンド富士」ならぬ「ダイヤモンド金華」といえそうな光景となった。

（2017年1月24日・火 掲載）

441

ドイツ滞在中の恥二題

私は元来、宗教とか芸術には疎いところがある。半世紀前、初めてのドイツ滞在の初期、ドイツ語研修8週間の5週めごろ、アメリカ人研修生から「ナムアミダブツの意味は」と問われた。当時「アミダ仏」さえよく知らなかった。ましてや「ナム」という意味は皆目見当もつかなかった。彼は日本を訪問したことがあり、その折、その文言をよく耳にしていたらしい。仏教は日本国の宗教と思い、かなりの人たちが「南無阿弥陀仏」と唱えているので、誰もが意味を知っていると信じていたようだ。南無はわからなくても、阿弥陀仏ぐらいは知っておくべきだったと恥じた。

◇

もう一つは、これから訪問する研究所の研究職員が、打ち合わせのために語学研修所に訪ねてきた時のこと。ドイツ語がよく通じないことを承知で、富士山の話題から始まり、それに関連して「ホクサイ」という言葉が出てきた。私は葛飾北斎のことを全く知らなかった。北斎を知らないとはあきれた日本人と思われたに違いない。

◇

「南無阿弥陀仏」と「北斎」に関して、ともに無知であり、何も答えられなかったことがドイツ滞在での恥二題である。

（2017年1月27日・金 掲載）

日本舞踊は五感健康法

スマートフォンは、ここ数年で爆発的に普及してきた。利便性が高いが、使い過ぎによる弊害も出ている。なかでも前かがみ（猫背）の姿勢になっている人たちが目立つ。使用が長時間にならないようにしながら、姿勢を正して操作すべきでは。

◇

昨年12月の本欄、「『岐阜芸妓をどり』に魅了」の末尾に蛇足的に「邦舞は美しい立ち居振る舞いの仕方・所作、正しい姿勢が求められ、全身の筋肉を使う、最上の健康法では」と記載した。それを読んだ岐阜芸妓組合の可奈子組合長からの「日本舞踊はとても良い健康法」という賛同メールにわが意を得たりの気分となった。立ち居振る舞いの仕方・所作、正しい姿勢の保持などは芸の基本で、それを日夜、繰り返し稽古を積んでいる彼女たちには日常的健康法と実感しているようだ。

◇

日本舞踊に限らず、歌舞伎、能、狂言、箏曲、茶道、華道など日本伝統文化には、全般に、正しい姿勢が求められているようだ。正しい姿勢の保持は健康づくりの基本である。

（2017年2月2日・木 掲載）

443

アンガーマネジメント

メンタルヘルス不調を未然に防止する一次予防のためのストレスチェック制度が導入されて1年になる。私が産業医をしている某大企業の出先営業所でも調査が行われた。本部から「心身の自覚症状」の評点、「心理的な負担の原因」と「労働者への支援」の評点、いずれかが企業の標準点を上回る者を1人、高ストレス者とし、面接を指示してきた。

◇

面談した結果、調査時点は、残業禁止の上に、仕事量が極端に多かったので、心身に疲れが出たとのこと。さらに東京にいる上司から優柔不断な指示がきて、これらで怒り心頭になったそうだ。あるテレビ番組で、某大学教授が怒りの対処法に、「アンガーマネジメントで怒りをコントロールする」「コア・ビリーフの幅を広げる」とコメントしていた。アンガーマネジメントとは、怒りの感情やいら立ちをコントロールする心理教育プログラムのこと。コア・ビリーフとは「こうあるべきだ」という自分の理想像、個人が正しいと思っている信念、価値観のこと。「べき論」は個人差が大きい。

◇

指示者の「べき論」を受け手の「べき論」に合わせなくては、受け手の怒りは解決できないのではないか。

（2017年2月9日・木 掲載）

ノロウイルス感染予防対策

ノロウイルス胃腸炎の流行で、今シーズンは過去10年間で2番目の規模だったとの報道が、昨年末にあった。新型ウイルスで感染能力が強く、過去の免疫は効かないらしい。保育園、幼稚園、小学校などで集団感染が起こりやすく、感染した子どもから家族感染するケースも多いとか。感染力が非常に強く、抵抗力の弱い子どもや高齢者を襲いやすい。

◇

12月、1月に流行のピークを示し、発生場所の大部分は飲食店で、あとは旅館、弁当の仕出し屋とか。感染経路は、①感染者の糞便《ふん》、吐物から手指②吐物が乾燥して、それを吸入③感染者が調理した食品、食器、調理器具④汚染された牡蠣《かき》など、生または不十分な加熱調理の食品⑤汚染された井戸水、水道水飲用、と多様。症状は嘔吐《おうと》、下痢、腹痛などの食中毒型。発熱は軽度。吐物で肺炎を起こし死亡することもある。潜伏期間が1、2日で、症状は数日で自然回復するが、子どもや高齢者の場合、下痢による脱水症状があれば入院が必要だ。

◇

予防には、食事前やトイレの後に流水と石鹸《せっけん》で手洗いが有効。できない場合は、消毒用エタノールで消毒する。食品は十分に加熱し、食器・調理器具の消毒、頻繁に手で触れるものを清潔にすることが肝心である。二次感染には十分注意すること。

（2017年2月16日・木 掲載）

445

スマホの過使用による弊害

以前本欄で書いた「日本舞踊は五感健康法」の中で、スマートフォン（スマホ）による弊害に、前かがみの姿勢から猫背が誘発されるのでは、と記載した。

◇

スマホによる弊害は、首の骨の変形のみでなく、ブルーライトによる弊害（角膜損傷、睡眠障害）、歩きスマホによる弊害（線路への転落、交通事故、対面衝突）、記憶力の低下（脳機能の衰退）、腱鞘《けんしょう》炎、バストの垂れ、指の変形（指運動機能の低下）なども生ずるといわれている。首の骨の変形は、携帯電話として頻繁に使用するとき、長時間、首を下向きにしているので、普通、首の骨は体の前方向に反った形になっているのに、首を下向きにする姿勢で反りがなくなり、ストレートネックになり、肩こり、全身の疲れの原因となってしまう弊害が生じるとか。

◇

予防には、ブルーライトカット、ライト対策メガネの着用、輝度を落とす、歩きスマホの厳禁、記憶力アップ・トレーニングをする、使い過ぎ防止の励行など。使い過ぎを避け、正しい姿勢でスマホを使用するようにしたい。

（2017年2月20日・月 掲載）

446

野菜不足には青汁

1人暮らしで、最も大きな問題は食生活。中でも野菜摂取の不足は大問題である。国の「健康日本21」の中で、栄養・食生活での野菜の1日当たりの摂取目標量は350グラム以上だが、私は250グラムにも達していない。それを危惧した次女は、ネットで調べて、某社の青汁を持参してきた。青汁は製造会社により素材が異なっている。大麦若葉、ケール、桑の葉、明日葉、クマザサなど緑の濃い植物を原材料としている。栄養成分は、ホウレンソウ、ニンジン、トマト、ピーマンなどに比べて優れている。350グラムへの補完に十分な健康食品と思われる。

◇

私は約20年前から心房細動という持病があるので、ビタミンKの合成を妨げる作用があるワーファリン（抗凝固剤）を服用している。ワーファリンを服用しているとビタミンKの含有量の多い食品を摂取できない。大麦若葉、ケール、明日葉など青汁の原料にはビタミンKが豊富で、一般には優れた健康食品だが、私には残念ながら不適である。

◇

私は納豆が好物であったが、ワーファリンを服用し始めてからはビタミンKを多く含む納豆を摂取していない。青汁も断念せざるを得ない。ビタミンK含有量とワーファリン服用量の関係の研究が進めばありがたいのだが。

（2017年2月27日・月 掲載）

447

グリーフ・ケアということ

アメリカの社会心理学者、ホームズとレイは、ストレス強度の最も大きなイベントは「配偶者の死」で、それを100として相対的に他のいろいろなイベントを数値化している。9年前に妻を失った叔父が、私の妻の葬儀に参列した帰り際、「配偶者を失って2年以内に後追い死をする人が多い。2年間は気をつけろ」と私を慰め、激励してくれた。叔父は悲嘆に耐えて90歳を超した。

◇

世界がんデーの前日、民間テレビに垣添忠生国立がんセンター名誉総長が出演していた。彼自身が妻を亡くした体験を「半身をもぎ取られるような強烈な出来事」と回想して、遺族を支えるグリーフ・ケアの大切さを強調していた。妻を失った悲しみと苦しみは想像を絶するものがあり、それから立ち直ろうとする揺れ動きに、さりげなく寄り添い、援助することがグリーフ・ケアだとか。

◇

私は昨年、1年間に、妻の死＝100、弟の死＝63、環境の変化＝24、転居＝20で、ストレス強度合計が207となり、危険数値150を優に超した。健診業務・会議等での外出、テレビ視聴、飲酒などでグリーフ・「セルフ」ケアしている。絶景の見える場への転居で、ストレス強度をかなり下げてはいるが。

（2017年3月4日・土 掲載）

448

運転経歴証明書の受理

高齢者の自動車事故が頻発している。自動車は交通機関に恵まれない地域では、買い物、病院受診・受療、親戚縁者訪問、通勤、旅行などには欠くことのできない足である。とはいえ、身体機能が衰えてくれば手放さざるを得ない。

◇

2年前、ブレーキとアクセルの踏み間違いをしたことを契機に、妻から自動車運転を禁止されていた。以来、妻の病院通いには妻自身が運転し、私は助手席に乗り、どちらが患者かわからないありさまであった。妻が入院してからは、もっぱらバスを利用。過去二度ほど高齢運転者講習を受けてきたが、運転適性検査、記憶力、判断力にも遜色なく、まだまだ運転は可能との「お墨付き」は頂いていた。昨年11月、免許証の住所変更届けに行った窓口で、どうせ運転していないなら、いっそのこと、免許証を返上しようと決め、申し出ると、私の年齢を聞いて返還大歓迎と言われた。以降、もっぱら歩き、バス路線のない場所への移動にはタクシーを利用している。

◇

自動車運転免許証を返還し、代わりに運転経歴証明書を受理した。メリットは市内全線バス代が半額になること、ICカード乗車券アユカ（2500円分）を頂戴したこと。何よりも家族・友人などの心配を回避したこと。

（2017年3月10日・金 掲載）

449

岐阜市和食給食応援団事業

去る2月4日、「岐阜―食を考えるみんなの会」主催の第23回岐阜食シンポ『食』を通して岐阜の子どもの健康を考える」が、岐阜市で催された。1990年の第1回を振り返ると、既に「学校給食生徒の食から健康を考える」「保育園児の食と健康」が論じられていた。今回、演者の一人、神谷純栄養士から岐阜市和食給食応援団事業について紹介された。

◇

生活習慣は、「三つ子の魂、百まで」というように、子どもの時に刷り込まれた食べ物の好き嫌い、味の好みなどは、大人まで続くもの。岐阜市では2013年、和食が国連教育科学文化機関（ユネスコ）の無形文化遺産に登録されたのを契機に、子どもたちに和食の伝統文化を継承するため、岐阜市の和食料理人に協力を得て学校給食に和食給食を取り入れ、生徒たちに、極めて好評とのこと。

◇

日本人の平均寿命が長いのは和食だからというが、洋風の食生活となった今日、これからどうなるのか。いつまでも自然の美しさや四季の移ろいを表現する和食文化は継承したいもの。岐阜市の一流ホテルの料理人の和食給食を受ける生徒たちは、この事業の趣旨を理解してくれるだろうか。

（2017年3月16日・木 掲載）

プレミアムフライデー

毎月末の金曜日午後3時に仕事を終えることを奨励する働き方が提唱・推進されている。周知のプレミアムフライデーである。労働者の健康管理のためでなく、個人消費を喚起するキャンペーンだとか。月に一度だけプレミアムな生活を推奨していくというのだ。月末金曜日にしたのは給与支給日直後だから消費が伸びるとの狙いのようだ。

◇

1982年、3カ月間の短期海外出張の機会があり、72年にお世話になったドイツの研究所を選び出掛けた。72年の時点でも、既に週休2日になっていたことに驚いたが、あれから10年後には金曜日が半日になっていることに驚いた。外国人の私だけを半日休みにしてくれたのか、自国人は午後3時か4時まで働いていたかどうかは不明である。しかし、金曜日の労働時間をわずか1、2時間でも短縮しているのに驚いたものだ。

◇

2012年当時の経済協力開発機構（OECD）の統計によると、ドイツの労働時間は日本より年間352時間短いらしい。それは、1日の労働時間8時間でみると44日間に相当する。毎週金曜日の労働時間をプレミアムフライデー並みにすれば、ドイツの年間労働時間に近づき、やがて週休2日半となり、ワーク・ライフ・バランスが推進できるのでは。

（2017年3月22日・水 掲載）

451

ヘラブナ釣りを趣味とする夫婦

釣りは「フナに始まり、フナで終わる」といわれている。その「終わり」はヘラブナ釣りのことらしい。ヘラブナ釣りは浮きの微妙な動き、餌には創意工夫が必要など、高度の技能を要する「腕の差」が出やすい釣りのようだ。技を競う競技の釣りでもあるとのこと。

◇

2013年5月、本欄で記載した「理容タケコシ」の理容師おしどり夫婦は大のヘラブナ釣り愛好家。釣りの話題になると話が止まらない。休日には夫婦そろって、早朝から、出掛けるとのこと。しばしばヘラブナ釣り大会に出場し、優勝したこともあるそうだ。店主は一時、某スポーツ新聞の釣り情報欄に連載したこともあるほどの太公望。奥さんは少女時代から釣り好きであったが、子離れしてからは店主に誘われて始めたヘラブナ釣りにすっかりはまり、今では店主を上回る腕前だとか。

◇

ヘラブナ釣りには野釣りと管理釣りとがあるそうだが、野釣りには秋神温泉、九頭竜湖、鬼岩の松野湖など自然景観、温泉など五感に快適な刺激を受ける場に出掛けるので、五感健康法になっているとのこと。最近は、海津方面の管理釣り場に出掛けているそうだ。

（2017年3月30日・木 掲載）

グリーフ・ケアとなるすし屋

金華橋通り柳ケ瀬に東鮨《ずし》というすし屋がある。薄紅色の外壁、格子戸、円形の明かり窓をしつらえた一見、料亭風の外観の店構えで、店内に入ると、左側に小ぎれいなカウンター、右側にオープンの畳み座敷がある、明るい店である。カウンター内から穏やかで気の良さそうな店主が応対してくれる。約10年前、同じ頃に大学で停年を迎えた仲間4人で、店内に入ったのが最初である。

◇

2011年の暮れ、1人でカウンターに座った時、店主が難聴を訴えた。いろいろな病院で治療を受けたが回復しない。はりも効果はないとか。翌年早々、私自身も突発性難聴となり、入院治療したが難聴の後遺症が残ったまま。カウンターを挟んで店主と同病相あわれむ仲となった。以後、会えば、互いに難聴を憂い合っている。

◇

昨年9月、久しぶりに東鮨を訪ねた。私の飲酒法である、芋焼酎のお湯割りを飲みながら、妻の死を告げると、店主も17年前に妻を亡くしたとのこと。配偶者の死に遭遇した者同士の慰め合いとなった。慰め合いも先回本欄で記載した、グリーフ・ケアでは。カウンターに座り、愚痴りつつ、芋焼酎のお湯割りを飲み、握りずしをつまんで帰るのが、私のグリーフ・セルフケアの一つとなっている。

（2017年4月4日・火 掲載）

453

岐阜公園、三重塔

岐阜公園かいわいを散策すると、金華山の斜面に立つ美しい朱塗りの三重塔が目に入る。四季折々、新緑、濃緑、紅葉、白雪を背景に美しく映える塔。どこか古寺ゆかりの塔かとも思っていたが、由来を調べることもなく、県外からの来客を案内してきた。

◇

2年ほど前からシートで覆われていることは承知していたが、この3月、改修されて、美しい朱色の三重塔がお披露目された。無料戸別配布誌「岐阜市咲楽」4月号によると、三重塔は大正天皇の即位を祝う事業の記念塔として、１９１７（大正６）年、岐阜市民の寄付によって建てられた塔とのこと。明治神宮や築地本願寺など神社仏閣を設計し、日本建築史学の創始者と評される伊東忠太氏の考案による塔で、この3月、建立百年大修理完了式が挙行された。後世に残したい登録有形文化遺産とのこと。

◇

乗合バスやロープウエーから、また岐阜公園のどこからも眺められる朱塗りの三重塔は、岐阜市の観光スポットの一つといえよう。

（2017年4月8日・土 掲載）

犬エステ

２０１１年1月の本欄で、「愛犬おせち」について記述した。ペットにおせち料理を提供する時代がきたか、と驚いたものである。今年3月9日、ＮＨＫあさイチ「女のニュース　ここまできた！犬エステ」で、犬にハーブパック、泥パック、アロママッサージまでもしており、気持ちよさそうな表情をしている犬を視聴して、今回も驚いた。

◇

先の本欄で記述したが、某ペットケア会社の管理栄養士が、ペットの健康要素の一つに皮膚・被毛の健康をあげているほど犬は皮膚が弱いとのこと。また、あさイチでも犬の健康管理に詳しいヤマザキ学園大学の福山貴昭助教（放送当時）が、犬の皮膚は非常に薄いため刺激に弱い、とコメントしていた。飼い主は皮膚トラブルに大変苦慮しているので、犬エステは予防上大変有効であり、ありがたいとのこと。

◇

独居老人や老夫婦のみの世帯での犬の飼育は高齢者に癒やしを与えてくれるので有意義である。一方、犬が皮膚トラブルなど健康を損ねてしまうと、飼い主側に負担がかかる。その意味では犬エステは必要であろうが、「愛犬おせち」と並んでペット飼育が「ここまできたのか」の感がする。

（２０１７年4月14日・金　掲載）

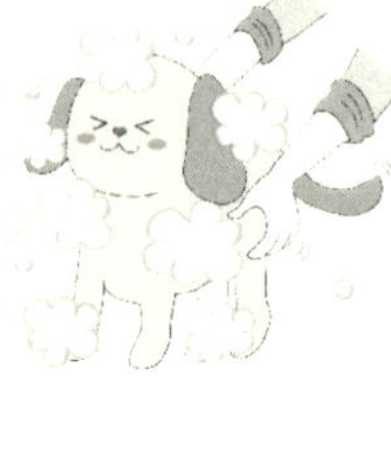

455

織田信長公岐阜入城岐阜命名４５０年

桜満開の日曜日、久しぶりに岐阜公園を散策した。岐阜公園総合案内所で岐阜県名の由来を記した資料のコピーを頂戴して、桜をめでながら長良橋のたもとに向かい、鵜飼観覧船待合所で「織田信長公岐阜入城・岐阜命名４５０年」のビデオを視聴した。

◇

資料によると、「井口を改め岐阜とする」としたのは１５６７（永禄10）年とか。命名者は①織田信長説②政秀寺僧侶沢彦宗恩《たくげんそうおん》説の二つがあるとか。地名の由来も①中国で縁起の良い地名、岐山、岐陽、曲阜の中から選定した説②「周の文王が岐山より起こり、天下を定む」という中国の故事にちなんだ「岐」と孔子の生誕地「曲阜」のような、太平と学問の地になるようにとの願いを込めた「阜」から取ったという説の二つがあるようだ。

◇

信長公は１５６７年の岐阜入城以来１５７６年までの約10年で、この地から天下統一を目指す（天下布武）とともに、楽市楽座による経済振興、鵜飼文化の保護などを行って、現在の岐阜市の礎を築いたといわれている。また、信長公居館・庭園などで、使者、宣教師、公家、茶人などの客人への「おもてなし」を展開したそうである。

（２０１７年4月20日・木 掲載）

456 ぎふ清流ハーフマラソン

晴天に恵まれた4月23日、表題の大会が岐阜市の岐阜メモリアルセンターを発着点に開催された。国際陸上競技連盟から最上位の格付け「ゴールドラベル」を獲得してから初の開催とあって、招待選手と一般の約1万3千人が参加して大盛況だった。次女の夫は前年度には3キロの部を走ったが、今回はハーフマラソンに挑戦。エントリーが遅れたのか、最後尾組からのスタートとなった。

◇

私は次女、孫娘と3人で、スタート時は競技場スタンドから声援したが、その後、長良川国際会議場裏手の18キロ過ぎ、長良橋下をくぐり、なだらかな登り坂に設置された給水地点そばまで行って声援することにした。そこは人波で埋まっていた。通称高橋尚子ロードに並走している堤防道路なので、高橋さん自身、そこから声高に声援しながらハイタッチを繰り返していた。感動的なシーンだった。

◇

次女の夫が通過した後、私は帰宅していた。昼過ぎ、次女夫婦、孫の3人が弁当を持ってやってきた。彼は完走証を示しながら、「川沿いを走っているときは、爽やかで、文字通りの『清流マラソン』」と満喫顔だった。

（2017年5月1日・月 掲載）

457 芸妓育成へ振興会

札幌市のすすきのの料亭がバブル経済の崩壊の影響で相次ぎ閉店し、かつて300人以上いた芸妓《げい》《ぎ》が、今では10人ほどに減ったという。そこで、札幌商工会議所などは「さっぽろ芸妓育成振興会」を設立。北海道内外の企業から会費を集め、芸妓を志す若い女性の着物代、稽古代に充てているらしい。札幌花柳界の灯をともし続けたいとの願いが強く、ゆくゆくは外国人観光客に芸事を披露することを企画しているそうだ。

◇

北陸新幹線が開通してから金沢市の花柳界が華やかに披露されている。芸妓数も50人はいるのでは。県・市あげて力を入れているようだ。商工会議所などが金沢観光の目玉にと、芸妓の育成に尽力しているとか。

◇

岐阜芸妓組合は、1965（昭和40）年には150人は在籍していたようだが、今では20人ほどになっているそうだ。岐阜市も観光都市を謳《うた》っているので、札幌市や金沢市のように芸妓育成を強化して、岐阜の芸妓文化が振興できればよいが。

（2017年5月15日・月 掲載）

この題材は、4月4日の岐阜新聞夕刊の夕刊帳掲載ページのトップ記事から得た。

458

和洋融合での箏独奏

認知症予防には、①聞く②歌う③演奏する④作曲するという音楽健康法が有効といわれているが、中でも④作曲することが脳活性に最も優れているようだ。私は運動性音痴で歌えず、楽器を奏でることもできず、もっぱら聞く音楽健康法に依存している。

◇

過日、岐阜県交響楽団主催の2017岐響ファミリーコンサート「音夢連積（オムレッツ）」が、岐阜市の長良川国際会議場で開催された。私の知人の娘さんがゲストとして箏独奏すると聞いていたので、楽しみに入場した。竜笛《りゅうてき》をフルート、篳篥《ひちりき》をオーボエ、笙《しょう》をバイオリンなど雅楽器の響きを西洋の楽器で再現し、箏との和洋癒合での「越天楽《えてんらく》」を元にした箏変奏曲を聞き、驚嘆した。

◇

コンサートは、喜歌劇「こうもり」序曲に始まり、箏独奏、遠藤伸子さんのシャンソン、管弦楽「ラプソディ」、3人のユーモアあふれる指揮者コーナー、最後にミュージカル曲「レ・ミゼラブル」セレクションで締められた。心に響くコンサートであった。全身躍動感あふれる井村誠貴さんの指揮ぶりには感動した。

（2017年5月22日・月 掲載）

459

視覚で捉えた温泉

温泉は、体を温める、体を圧迫する、体重を軽減するといった皮膚への直接の効果、また、温泉に含まれている溶存物質が皮膚から吸収されて、健康に良い化学・薬理作用をもたらすので、五感のうちでは触覚を中心とした五感健康法とみなしてきた。

◇

ＮＨＫ「美の壺」、この番組は「暮らしの中に隠された、さまざまな美」をテーマにしたテレビシリーズであるが、先日視聴したのは「風雪に生きる　東北の温泉」であった。温泉の三つの「美の壺」を、①源泉が酸化して淡い空色に変色した「にごり湯」②湯船に用いられた高級木材・青森ヒバの輝き③おおらかな日本の原風景、東北の雪景色、としていた。私が考えていた触覚ではなく、見た目の美しさを中心に温泉を捉えていた。

◇

温泉保養地として温泉を見れば、「美の壺」が紹介した、湯の色、湯船の木肌の艶、景観といった視覚を中心とした温泉の捉え方ができる。一方、健康や療養として温泉を見れば、湯の温度、静水圧、浮力、溶存物質など触覚を中心とした五感での捉え方になるのでは。

（２０１７年5月27日・土　掲載）

コレラ流行時での安心と安全

東京都の築地市場の豊洲移転問題で安全、安心が話題となっている。安全は、安らかで危険のないこと、安心は、不安がないこと。

◇

1977年6月15日、和歌山県有田市在住の入院患者がコレラと確定された。私は6月2日保健所長兼務になったばかりだった。直ちに患者在住地区、さらに市全域住民の検病・検便調査をし、疑わしい下痢有所見者を当時の規則上、隔離、検便での菌陽性者も隔離していった。コレラ伝播《でんぱ》風評で、患者家族をはじめ、有田市民、さらに和歌山県民に対し登校・出勤禁止、商店出入り禁止、受療拒否、宿泊拒否、「和」ナンバー車の駐車拒否、交通遮断、農産物・木工品返品など被害が拡大。被害打開策に無菌証明書の提示が巷《ちまた》では要求されたとか。検査判定した衛生研究所長は発行拒否。ならば保健所長名で発行をと恐喝陳情された。「当日の便には菌陰性」の証明書を発行した。「安心」と納得したのか、パニックは鎮静化していった。

◇

微生物や放射能など目視できないと不安になるもの。科学的に設定された安全基準が順守されていれば、不安は解消されるはず。

（2017年6月2日・金 掲載）

461

高齢者雇用と労務管理

２０１２年、高年齢者雇用安定法の改正で希望者全員の65歳までの雇用が義務化された。このような時期、あるシンポジウムで、安八郡輪之内町にある未来工業の社長の「自社は既に定年を70歳にしており、しかも1日の労働時間は残業なしの7時間15分」との発言に驚嘆した。

◇

そのころ「70歳まで働くための五感健康法」を執筆していた。しかし、既に70歳定年が実在し、しかも私自身75歳に近い年齢で現役だったので、「70歳まで」ではなく、もっと先までにすべきかと模索しているとき、友人の「生涯現役のほうがよいのでは」との助言で、『生涯現役で過ごすための健康法　五感健康法』を執筆、２０１２年8月に岐阜新聞社から発行した。

◇

問題は、加齢とともに心身両面の機能が低下することである。視力、聴力など感覚機能、平衡機能、抵抗力、回復力、筋力、記憶力、学習力などは衰えていく。夜間作業、視覚・聴覚に頼る作業、高温・低温下作業、足場不安定な場所での作業、情報を確認し素早く反応する作業、長時間作業などについて、個人差を配慮し、年齢に応じて軽減、もしくは避けることなどの労務管理と健康管理には、十分留意することが必要ではないか。

（２０１７年6月8日・木 掲載）

462

高齢者層は75歳以上？

私が40代のとき、還暦の人を見て「老人だな」と思った。私が60歳になったときはまだ現役であり、老人と呼ばれるには抵抗感があった。70歳（古希）でも現役気分が残っていたが、80歳（傘寿）になったときには、さすがに心身の衰えを感じるようになった。平均寿命の延長で、老人とみなされる年齢が上がっているのは確かである。

◇

世界保健機関（ＷＨＯ）は年少者層、生産年齢者層、高齢者層と3区分し「高齢者層」を65歳以上としている。わが国の統計資料でも65歳以上を「老年人口」としている。拙著『生涯現役で過ごすための健康法　五感健康法』の第6章「世間一般に言う老人とは」に、老人の定義についての私見を記述している。すなわち「岐阜県の統計から雑な推定をしてみた。年齢別人口構成の高齢者側から若年者側に累積して10％に達したときの年齢をみると１９６０年統計では60歳であったのが、２００５年統計では75歳になっていた」と。

◇

高齢化率10％が高齢者割合として、これを適当とすれば、高齢者層は「75歳以上」でよいのでは。これなら、先刻、日本老年医学会が提言したことと一致するのだが。

（２０１７年6月16日・金　掲載）

463

伊勢斎宮を訪ねて

5月の連休前のある早朝、三重県の伊勢市に向かった。内宮参りを終え、斎王についての話題に引かれて斎宮に立ち寄ってみた。無人の近鉄斎宮駅を出て、とりあえず斎宮歴史博物館に行くことにした。

◇

線路沿いに松阪方面に100メートルほど歩を進め、右折して農道を歩き、間もなく左折して古代伊勢道を芝生広場まで歩いた。突き当たりに「斎宮歴史博物館」という石看板があった。そこから博物館玄関までは芝生広場の中を100メートル以上は歩いただろうか。斎宮駅から1キロはあったようだ。斎宮とは、天皇が即位するたびに選ばれ、天皇の代理として伊勢神宮に仕えた皇女、斎王の宮殿と彼女に仕えた官人たちの役所、斎宮寮のことらしい。673年（天武天皇）から1336年（後醍醐天皇）までの日本史を学ぶには最適な場のようだ。また、万葉集、伊勢物語、源氏物語、枕草子などの古典文学を学ぶにも好都合ではなかろうか。

◇

古典文学に関心を持つ中高生には古典教育、生涯学習には絶好の場と感じた。そのとき、どこかの小学生らしい集団が案内人を通して学んでいた。数人グループの女子大生もいた。いわゆる「歴女」だろうか。

（2017年6月22日・木 掲載）

ストーン・ペインティング

先日、NHK「美の壺」で、石ころにも幻想的な光を放つ、花のような模様を持つ、風景画のような美術鑑賞に値する石があることを視聴して驚いた。

◇

石ころを鑑賞するといえば、2003年9月、当時の岐阜県知事との夢トークに出演したストーン・ペインティング作家阿部いづみさんのことを思い出す。ストーン・ペインティングとは、河原や海岸から動物、昆虫、果物、野菜などが連想できる大小さまざまな石ころを拾ってきて、きれいに洗い、天日で乾燥させ、白エナメルで白化粧した後、連想した下絵を描き、その上に平筆や細筆を用いてアクリル絵の具で色付けをし、最後に透明ラッカーを塗って置物として仕上げるまでのプロセスとのことである。拙著『日常的・非日常的な五感健康法』の第2章「日常的な五感健康法あれこれ」の中の「石に絵が描けるのか」でも記した。

◇

ストーン・ペインティングは、石ころ自体の美を鑑賞するのでなく、連想した動植物に近づけるよう下絵、色付けなど大脳前頭野を働かすので、認知症予防の五感健康法になると提案できる。

（2017年6月28日・水 掲載）

465

岐山高校吹奏楽部演奏会に魅了

長良川国際会議場前の案内板で、表題の演奏会があることを知り、吹奏楽演奏を聞いてみたいという衝動に駆られ入場した。吹奏楽といえば、甲子園応援曲の定番「コンバットマーチ」や行進曲「雷神」などを耳にしてきたに過ぎなかった。

◇

メインホールのステージに50人ほどの生徒たちが、オーボエ、クラリネット、サクソホンなど木管楽器、トランペット、ホルン、トロンボーンなど金管楽器、ドラム、シロフォンなどパーカッションと、各パートに分かれて、整然と並び、時にはパフォーマンスを交えながら力強く演奏していた。

◇

高校吹奏楽コンクール、通称「吹奏楽の甲子園」を目指し、地区大会で代表になった高校、惜しくも選考漏れの高校などの2、3年間の凄《すさ》まじい練習風景をドキュメンタリー風に報道したテレビ番組を思い出した。それと同じような汗と涙で練習に打ち込んだ成果を今、ここに披露してくれていると思うと、胸がジーンとした。力動感、躍動感、リズム感、アグレッシブ感があり、心身を奮い立たせてもらった。この演奏会のモットーどおり「魅了」された。

（2017年7月8日・土 掲載）

彦根の球場でタヌキに遭遇

里山とは、人里近くにあり、山や森林で薪や山菜の採取などに利用される、人の手が入って生態系のバランスがとれている地域を指す。山林に隣接する農地と集落を含めて、里山ということもあるようだ。滋賀県彦根市荒神山は、湖東平野にある独立峰の里山とのこと。山麓に野球場を含めた荒神山公園がある。

◇

次女の次男は野球少年。彼が属している少年野球チームが荒神山球場で滋賀県の二つの少年野球チームと交流試合をするので、次女一家と出掛けた。残念ながら2試合とも大敗を喫した。昼休みに球場と「こどもセンター」の間の木陰で弁当を食べているとき、犬でも猫でもない小動物が走り抜けた。「タヌキだ」と私が叫ぶと皆一斉にそちらを追跡した。こどもセンター脇の穴倉に潜ったようだ。およそ30分後、別のタヌキが同じ走路で同じ穴倉に潜りこんだ。

◇

タヌキは、ある程度人の手の加わった地域で、しかも緑地が連続している里山の林縁部を好むとか。里山の代表的動物といわれている。野球の試合結果は残念だったが、荒神山球場でタヌキに遭遇して不快を和ませてくれた。

（2017年7月13日・木 掲載）

467

音楽療法の講演からの知見

先日、妻の一周忌に関わる永代経法要が岐阜市の尊照寺で催された。その後、住職さんの仏教、なかんずく浄土真宗の根本原理を解いた法話を拝聴した。午後、親鸞聖人降誕会法要が執り行われた。正信偈《しょうしんげ》の読誦《じゅ》後、岐阜県音楽療法士の寺田奈津子さんによる音楽療法についての実践付き講演を拝聴した。

◇

五感健康法の一つに音楽健康法があることは本欄でしばしば記載してきた。寺田さんの講演は、老人施設などで長年、音楽療法を実践してきた体験に基づいていた。見当識を確認するあいさつに始まり、メロディーに乗せてストレッチ体操、手・指・足・頭の体操、棒など道具を使った体操、嚥下《えんげ》機能の低下を防ぐ口腔内体操（パタカラ体操）、季節の歌・思い出の歌を歌い、最後にクールダウンで終結を認識させるというプロセス。実践を交えて説得力ある講演であった。

◇

音楽療法と音楽健康法とでは対象に違いがあるだけ。心身障害者には「療法」、障害のない者、半健康者、高ストレス者には「健康法」と五感健康法では啓蒙《けいもう》してきた。

（2017年7月19日・水 掲載）

※口の動きを鍛える体操。「パ」「タ」「カ」「ラ」の発音の仕方によって食べるときに働く筋肉を鍛える体操のこと。

鮎菓子と求肥《ぎゅうひ》

岐阜市内を中心とした路線バスに設置されている電子看板（デジタルサイネージ）のサービス「バスチャンネル」。ある日、「岐阜のまちかどクイズ」が映し出された。鮎菓子のカステラ生地で包まれているあんは何かの質問に対し、四者択一の正解は求肥であった。恥ずかしながら私は求肥という言葉を知らなかった。

◇

百科事典「マイペディア」によると、求肥は和菓子の一種。白玉粉をこね、強火で蒸して鍋に取り、弱火で砂糖と水あめを入れながら練り上げたもの。牛皮に似ていることから求肥と呼ばれたらしい。

◇

鮎菓子は全国どこにでも見られるが、岐阜で鮎菓子が最初に創作されたのは１９０８（明治41）年とか。鮎菓子は、餅粉と水あめで作ったモチモチの求肥を、鮎の形をした、ふんわりしたカステラ生地で包んで魚の目を焼き付けたもの。素朴な味わいといわれている。清流・長良川で泳ぐ鮎をイメージした「鮎菓子」は岐阜一番の土産品、代表的銘菓ではないだろうか。

（２０１７年７月26日・水 掲載）

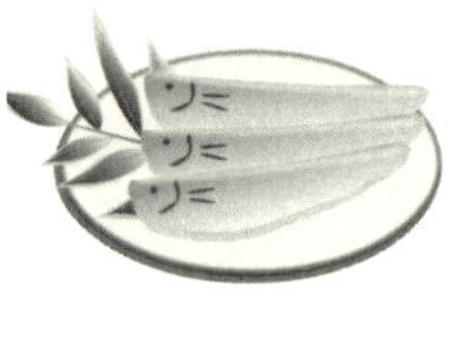

469

岐阜信長場所を観戦して

昨年に引き続き、今年も大相撲の夏巡業、岐阜信長場所を観戦した。今年は長女の配慮で、東花道近くの2階最前席、それも出番を待つ力士たちのびんつけ油の香りが漂ってくるような席を取ってくれたので、快適に観戦することができた。

◇

先の名古屋場所では横綱稀勢の里関や前頭遠藤関など人気力士が途中休場していたので、岐阜では寂しい場所になるのではと危惧していた。しかし横綱白鵬関が史上最多の通算1047勝を更新できるか、5月場所に続いて2連覇がかかった場所となり、宇良関、御嶽海関などの活躍で盛り上がり、そのまま岐阜信長場所に引き継がれた感がした。今回、通算最多記録を塗り替える1048勝目を挙げ、2場所連続39度目の優勝を果たした白鵬関の出番が、横綱締め実演、横綱土俵入り、最多勝記念盾贈呈、豪栄道関との取組など多くあり、間近に見られ感激した。

◇

今年は名古屋場所を長時間テレビで観戦したせいか、岐阜信長場所にそのまま引き継がれているようだった。しかも、間近に力士たちが見られ、びんつけ油の香りも嗅ぐことができ、印象深い岐阜信長場所となった。

（2017年8月3日・木 掲載）

本山で院号法名の読み上げ

本山本願寺から妻の一周忌に関わる永代経法要の案内があった。お勧め開始30分前なら院号法名読み上げがあるとのこと。多人数の中でどのように院号法名の読み上げがあるのかの好奇心から、末席からの参拝を承知で、妻の命日の早朝、京都に向かった。

◇

午前の部に参拝するつもりで、午前9時前に参拝教化部の受付を訪ねた。「午前9時30分から、最初のお勤めがあるが、その時間帯での参拝ではいかがか」と問われた。1人だけの参拝と聞いて戸惑いつつ、800人以上が一度に参拝できる大伽藍《がらん》、阿弥陀堂に入った。参拝者用の柵外からは阿弥陀如来像が遠くかすんでしまうような大広間で、静寂なところにポツンと1人座ると、何か幽玄の世界にいるような感がした。

◇

右手から近づいた僧からお勤め中の作法の手ほどきを受けた。やがて左手から3人の僧が正座し、中央の高貴な雰囲気を漂わせた若い僧が妻1人だけの院号法名を神々しく読み上げた。その後、3人僧の調和した経があった。院号法名読み上げは、妻への最高の供養と感謝感激した。

（2017年8月10日・木 掲載）

471

見舞いに生花は定番？

入院中の知人への見舞いに生花を届けるのは定番であった。花は副交感神経を活発にするので、ストレス軽減、緊張緩和、抑うつ軽減、疲労軽減、混乱軽減、活気取得、怒り鎮静など病室に彩りと癒やしの五感健康効果がある。このため見舞いの品としてよく用いられてきた。

◇

２００２、03年ごろから、見舞いに生花の持ち込みを禁止する病院が増えてきた。生花の表面に緑膿菌やアスペルギルス真菌などが付着しており、花瓶の水替え時に院内に菌がばらまかれる可能性があるからとか。抵抗力、免疫力が低下している患者に日和見感染し、呼吸器感染症、尿路感染症、菌血症、敗血症などを引き起こす。他に、花の嫌いな人には花の香りで気分が悪くなる、アレルギー発作が起こるなどの弊害もある。

◇

見舞いには生花に替わり、プリザーブドフラワーが安全、安心で迷惑をかけず、喜ばれる逸品では。14年5月の本欄で紹介した「大野町の太鼓判」の特産品の一つに太鼓判認定第4号「フラワードーム」がある。揖斐郡大野町の特産品バラ本来の色鮮やかな色彩をそのまま閉じ込めたもの。見舞いの一品になるのでは。

（２０１７年8月16日・水 掲載）

日本人とバラの歴史

三重県明和町の斎宮歴史博物館に入館したとき、春季企画展「光源氏が愛したバラ　日本人とバラの歴史」が開催されていた。バラは明治時代以降、数多くの園芸品種が輸入され、広まったので、西洋の花というイメージがある。しかし、かつては、わが国のどこの野原にも自生していた植物であったようだ。

◇

飛鳥時代、中国から漢方薬の一種として伝わり、根が利用され、「薔薇根《ばら》」の記述があるが、日本ではバラの果実を写下薬（下剤）として利用していたらしい。バラは奈良時代、風土記、万葉集、常陸国風土記に登場するが、とげが肌や服に引っ掛かり、傷つけるので厄介な存在であったようだ。平安時代、唐から香り高く美しいバラが輸入され、あまりの美しさに魅了され「薔薇」という中国名で漢詩や和歌に詠まれたとか。伊勢物語、源氏物語、枕草子などにも登場しているそうだ。

◇

鎌倉時代以降はバラの記述は全くないようだが、江戸時代になると、女性は美の追求にバラの「花の露」という美容液を開発。陶製の蒸留器「らんびき」で製造、「都風俗化粧伝」というファッション指南書まで登場するほどであったとか。現在でもバラは、癒やし、アロマテラピーに用いられている。

（２０１７年８月23日・水 掲載）

473

第72回全国花火大会に感動

花火大会は五感を通して感動を呼ぶ。光と音の刺激が脳内深部にある側座核《そくざかく》に作用し、そこからドーパミンが放出され、脳内に心地よい感情が生ずる。２０１５年8月、岐阜市の長良川河畔で開催された第70回記念全国花火大会の感動を本欄で記載した。その年はちょうど終戦後70年目。「平和」をテーマとした記念大会で、例年にないスケールの大きい花火大会であった。

◇

今年の第72回大会は織田信長公岐阜入城・岐阜命名４５０年記念の大会として開催された。「誕生」をメインテーマに、「ぎふチャン開局55年」を祝う豪快なスターマインで開幕。滝花火「友好の懸け橋」やスペシャルプログラムの「宇宙誕生」など、豪華絢爛《けんらん》な花火が次々に登場し岐阜の夜空を彩った。「フィナーレ」、「グランドフィナーレ」は、金、銀の超大型のスターマインであった。大観衆で埋まった長良川河畔が、どよめきと歓声で沸いた。

◇

第72回花火大会は、例年になく感動を覚えた第70回大会を、はるかにしのぐ超大型の花火大会だった。感動した。

（２０１７年8月28日・月 掲載）

Gifu信長展にて

8月の酷暑の日、岐阜市歴史博物館に入館した。特別展「Gifu信長展　もてなし人信長!? 知られざる素顔」が開催されていた。

◇

「Gifu信長展」では、「プロローグ（信長という物語）」、「岐阜へ、そして上洛（信長の心）」、「親交と侵攻の間で（信長の頭）」、「名物狩りの真相（信長の眼）」、「エピローグ（安土へ）」の順路で80点ほどの書状、制札、肖像画などが展示されていた。私は、長篠合戦図屏風に引き付けられた。長篠は中学時代、社会見学で訪ね、合戦の模様の説明を受けていたからである。同館所蔵の南蛮胴具足は、定かではないが、長篠の戦いの折、信長が勇猛な武将の奥平信昌に与えたという記録があるとか。出口近くに、フロイス像、ザビエル像、南蛮屏風があった。複製とはいえポルトガルからの出典とのこと。80点ほどの展示物のうち70点以上は他県からの展示物なので、岐阜県人としては必見の催しであったのでは。

◇

信長は1567年、当時の稲葉城に入城し、以後足かけ10年で、当地を本拠地に、天下統一を目指した。書状などの交換で、諸武将との交流を積極的に行ってきたことが展示物からうかがえた。

（2017年9月4日・月 掲載）

475

ラベンダーによる五感健康法

精油（エッセンシャルオイル）は世界では多種類作られているようだが、日本で入手できる精油は百数十種類にすぎないらしい。そのうち、私が初めて出合った精油はラベンダーだった。

◇

当時の旧郡上郡高鷲村、「牧歌の里」で、辺り一面淡い紫色に染まり、何ともいえぬ良い香りを漂わせていた畑を見た。それがラベンダー畑であった。相前後して、せせらぎ街道を走行中、あちこちでラベンダー畑を見かけた。また、後に高山市清見町の「パスカル清見」で「ラベンダーソフトクリーム」も見つけた。

◇

牧歌の里には、当時、小さな「アロマ館」のような建物があった。館内に入るとラベンダーの香りと何の曲か知らないが音楽が流れていた。ゆったりとした寝いすに横たわると、そのうちにカーテンが閉まり、正面のスクリーンに美しい画面が映し出された。これに清見のラベンダーソフトクリームが加わると館内で、五つの感覚刺激の総和、それ以上の五感健康法となるのではと、2002年、岐阜新聞社から発行した拙著『五感健康法のすすめ』に記述している。

（2017年9月15日・金 掲載）

林業を兼務している医師

去る6月1日、岐阜大学創立記念日を祝う第68回行事が同大学講堂であった。行事の中で岐大同窓会連合会長表彰が行われたが、受賞者の1人は林業経営者で郡上市民病院の山川弘保脳神経科医・救急科部長だった。月曜日から金曜日までは脳外科医としてメスを握り、土日は森林で鉈《なた》を握って、病人の治療、森林の育成・若い人材の教育を行っている。2015年、農林水産祭の林業部門最高位の天皇杯に選ばれた彼については、同年10月の本欄で紹介した。

◇

私は昭和40年代後半は岐阜県、昭和50年代は和歌山県の、それぞれ林業労働者の健康診断に飛び回ってきた。当時、林業労働は長時間かつ重労働で、振動障害(白ろう病)が多発していた。マイナス面から林業に関与していた私と、林業家としてプラス面で林業に関与してきた彼とは、岐阜大学医学部ラグビー部(私は部の顧問、彼は部のOB)に接点があった。

◇

ハードな脳外科医療のみならず、今では適切な労務管理になってきているとはいえ、まだまだ重度な労作の多い林業を兼業、さらに地域連携・人材育成にも力を注いでいる彼には心からの敬意と賛辞を贈りたい。

(2017年9月22日・金 掲載)

477

失敗学のすすめ

先の本欄で紹介した岐阜大学創立記念日行事の一環に岐阜大学フォーラムがあり、そこで、お茶の水大学の室伏きみ子学長による「トランスボーダー社会における女子教育」と題した講演を拝聴した。お茶の水大学は優れた教育者、研究者、技術者等を育て、社会に輩出してきている。特に海外の人々と交流し見聞を広めてグローバルに活躍できる女性リーダーを育成することを使命として教育と研究を推進してきたとのこと。

◇

室伏学長の講演の最後に失敗を恐れず突き進むように檄《げき》を飛ばされたことが強く印象に残った。同日、岐大同窓会連合会長受賞者の1人、竹中登一氏も受賞者講演の最後に失敗のすすめを強く説いていた。

◇

「失敗学のすすめ」といえば、2008年、札幌で開催された全国産業安全衛生大会で工学院大学グローバルエンジニアリング学部の畑村洋太郎教授（当時）の特別講演を思い出す。彼は「失敗学のすすめ」の元祖で、失敗の原因や背景をきちんと把握することが、次の成功につながる架け橋となると強調していた。

（2017年9月26日・火 掲載）

478

世界遺産二条城を訪ねて

7月の妻の命日、京都駅で、「大政奉還150周年記念二条城および東大手門修復完成記念特別公開」の案内に引かれ、二条城を訪ねた。

◇

二条城は京都御所の守護と将軍上洛の際の宿泊所として築城されたとか。平和と繁栄のシンボルとなっている。1867年、15代将軍慶喜が二の丸御殿の大広間で大政奉還の意志を表明したところとしてよく知られている。

◇

豪華絢爛《けんらん》たる唐門をくぐり、やはり豪華な彫刻が施されている車寄（玄関）で履物を脱ぎ、「遠侍」から鶯《うぐいす》張りの廊下伝いに「式台」、「大広間」、「蘇鉄《そてつ》の間」、「黒書院」、「白書院」と雁行形に立ち並んだ6棟の回廊を巡った。各部屋は松鷹図をはじめ、虎、豹《ひょう》、松、桜、四季折々の花などが描かれた障壁画で装飾されていた。二の丸御殿から、二の丸御殿庭園、東橋を渡って本丸御殿の広大な本丸庭園を散策した。それから東大手門に入り、東南隅櫓《すみやぐら》の内部を見学した。櫓内部の構造や二の丸御殿の釘隠し金具など特別公開されていた。桃山文化の遺構を見ることができた。二条城は、1994年、ユネスコ世界遺産に登録された。

（2017年10月4日・水 記）

479 「お稲荷さん」って何？

中学生時代まで「お稲荷さん」といえば、豊川稲荷のことと信じていた。豊川稲荷へは中学生写生大会で2、3回境内に入ったぐらい。お稲荷さんは狐《きつね》の像の多い、お寺というイメージが強かった。

◇

岐阜に来て、お千代保稲荷を知った。お稲荷さんは、お寺でないことを認識した。だが、藁《わら》を通した三角形の油揚げと小さなろうそくをセットに参拝するので狐の神社と思っていた。狐がご神体の神社では。しかし、稲荷神社は狐と無関係ではないが、農業や商売繁昌に関係がある神社とのこと。岳父は、足繁く参拝しており、家内安全、所願成就など祈禱《きとう》を受けていたようだ。10年前ぐらいから、私もお千代保稲荷神社に参拝に出掛けるようになった。

◇

京都の伏見稲荷大社は外国人観光の第1位とか。7月の京都出張の折、伏見を訪ねてみた。あまりの外国人の多さに驚き、楼門をくぐり、本殿で参拝して、早々に退散した。稲荷大社は、「全国稲荷神社の総社で、物や生命を生み出す神が祭られており、衣食住の太祖で万民豊楽の神霊」とあがめられている、ありがたい大社とのこと。お寺から神社へと、私の「お稲荷さん」観が大きく変遷した。

（2017年10月7日・土　記）

新はつらつ職場づくり宣言

昨今、過労死、過労自殺など長時間労働に絡む問題が再燃してきた。岐阜労働局は公益社団法人岐阜県労働基準協会連合会と共同して、岐阜県で働いている人たちが健康ではつらつと働くことができるように、2017年度から「新はつらつ職場づくり宣言」を推奨している。

◇

翻ると、2004年7月、岐阜労働局と前記の連合会とで、はつらつ職場づくり推進会議を設置して、ホテルグランヴェール岐山で開催している。企業の誰もが健康で、はつらつと働くことが出来る職場づくりを目指していたが、活動をスムーズに推進させるには、各事業場の労働者代表と使用者代表にそろって具体的な宣言をしてもらう条件を必須にしてはどうか、と当時の岐阜労働局監督課長の発案で誕生した。これは岐阜県独自の発案と絶賛されていた。この趣旨に賛同して私は推進会議の座長を受諾していた。

◇

今回は、長時間労働の抑制および過重労働の解消、年次有給休暇の取得促進、若者・女性・高齢者・障害者・外国人等の活躍推進、仕事と家庭の両立支援対策、各種ハラスメントの防止対策などの条件が、新たに宣言に加えられることが求められている。

(2017年10月11日・水 記)

481

ラベンダーによる効能

私の精油との関わりは、口臭対策にペパーミント含有の錠剤型菓子をなめていること、就寝前にタオルの端にラベンダーを1滴垂らし、そのタオルを首に巻いて寝ることぐらいか。9月15日、本欄で「ラベンダーによる五感健康法」と題して記述した。今回は、ラベンダーによる効能について、児玉良治著『精油の楽しみ方』を参考に私見を述べたい。

◇

ラベンダーは薬効や美容効果の高い精油で、欧州では家庭の常備薬として使用されているとか。私はラベンダーを通して香草、香油を知ったので、ラベンダーのにおいに愛着がある。ラベンダーの香りは人には精神安定、安眠に有効で、また、蛾《が》など昆虫には殺虫、除虫効果があるとか。私は、最近、ラベンダー5滴ほどを少量の牛乳に垂らし、それをバスタブに入れて入浴している。リラックスでき、安眠できるようにも感じている。

◇

先の児玉氏によると、捻挫、リウマチの痛みの緩和、やけどや虫刺されにも効くようだ。顔のマッサージでしわ予防、しわとり、乾燥肌の手入れにもなるとか。

（2017年10月14日・土 記）

岐阜県立岐阜商業高校吹奏楽部サマーコンサートに魅了

6月中旬のことであるが、長良川国際会議場前の催し物案内で表題のコンサートが開催されることを知った。先の岐山高校吹奏楽部の演奏会に続いて、私への五感健康法と思い、楽しみに入場した。予想以上に素晴らしいコンサートであった。

◇

日曜昼の部、第1部、サマーサウンドステージは、2017年中部日本吹奏楽コンクール課題曲「ハイデックスブルク万歳!」に始まり、「想い麗し浄瑠璃姫の雫《しずく》」などが吹奏された。第2部、ゲストステージでは、各務原市立緑陽中学校吹奏楽部が招待されて演奏していた。第3部、ステージ・ドリル・ショーでは、和田隆明顧問によるプロデュース・指揮のもと、「マンマ・ミーア」が上演された。マンマ・ミーアはポップグループ「ABBA」のジュークボックス・ミュージカルの代表作の一つとか。

◇

第3部のショーでは、大きく体を動かす振り付け・踊り、巧みなフラッグさばき・旗振りなどが加わって、チームワークがよくとれ、一つになって管楽器が吹奏され、聴衆を元気づける魅力あふれたパワフルなステージだった。五感に響く感動のひとときに感謝した。

（2017年10月18日・水 記）

483

浴槽水が青いのはなぜ？

30年以上コーポ暮らしをしていたわが家は、温泉好きだったので入浴剤（温泉の素）を購入してきて温泉気分に浸っていた。しかし、浴槽に色がつくのが気になり、湯が青色になる入浴剤は避けるようになった。

◇

昨年から新築マンションに入居して浴槽水が青色なのに不信感を抱いていた。入浴剤を使用していないのになぜか。岐阜市の水道・下水道広報誌「水のこえ」第41号に、Q＆A欄があり、そこに「浴槽や洗面台が青くなるのはなぜ？」の回答が掲載されていた。給湯設備には昔は鉛管が使用されていたが、最近は銅管になっているとか。この銅管から溶け出した微量の銅と石鹸《せっけん》や湯あかに含まれている脂肪酸が反応して銅石鹸が発生すると、浴槽水が青く見えるとのこと。これは光の錯乱や吸収によるものらしい。水そのものが青くなるほど銅管から溶出しないようだ。銅は人体に必要な元素で、有害なものではないと記載されていた。

◇

こまめに清掃すればよく、銅石鹸が付着しているなら中性洗剤（アルカリ性洗剤）を少量つけてスポンジでこすり、よく洗い流すことが必要とか。それにしてもわが家の入浴水は青い。

（２０１７年10月23日・土　記）

484

音楽劇「岐阜からはじまる天下布武」を観劇して

9月3日、表題の音楽劇が長良川国際会議場で開催された。東海学院大学時代、同僚だった熊沢辰巳教授が作曲指揮する音楽劇と知人から聞き入場券を手配してくれたので、感謝しながら入場した。長女夫婦も別ルートで入場券を得て観劇していた。

◇

この作品は、劇作・演出家こばやしひろしさんによる野外劇シリーズ・ページェント4部作、これらの楽曲四十数曲の中から抜粋、再構成した交響組曲「信長館縁起」をもとにしたものとか。信長公岐阜入城から天下布武に向けた歩みと生きざまを中心に戦国の女たちの誇りと悲しみなど多彩な人間模様が演出されていた。岐阜入城から安土への10年間を、序曲から合唱曲美濃（2）までの管弦楽、合唱の間に、劇団はぐるまによるプロローグ「濃姫の輿入《こしいれ》」からエピローグ「安土へ」までの9景が描かれた。

◇

想像を絶する、すばらしい管弦楽、合唱、演劇に酔いしれながら観劇した。文字通りの五感健康法だった。

（2017年10月25日・水 記）

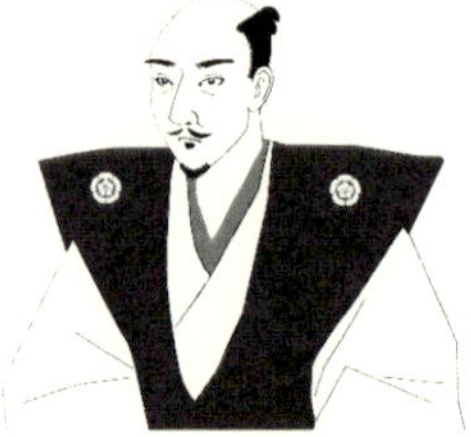

485

秋季彼岸会法要

彼岸会は日本固有の行事で、古くから行われてきた。法要は3月と9月の春分、秋分の日を中心に前後3日の7日間、営まれるようだ。聖徳太子は仏教の信仰に厚く、敏達《びだつ》天皇に奉上してから彼岸法要が始められたとか。一般にはお彼岸はお墓参りのことといわれているようだ。墓参りを縁として、所属のお寺で、仏様のみ教えを聞く期間といわれている。

◇

私の家には、墓がなく、昨年10月の本欄に記載したように、尊照寺無上堂永代供養壇に納骨してあるので、私は尊照寺をお墓とみなしている。

◇

9月24日、尊照寺で秋季彼岸会法要が開催されるとの案内を頂き、出掛けた。タクシーが時間通り調達できず、30分以上遅刻してしまった。本堂に入ったときには、阿弥陀経の読誦《どくじゅ》が終盤にさしかかっていた。持参した礼拝聖典の阿弥陀経の頁《ページ》を探しているうちに読誦が終わってしまった。続いて正信偈が住職の調声に合わせて読誦された。その後、本山門主の法統継承式の模様を映したビデオを視聴した。ビデオで新門主のご尊顔を視聴して、妻の命日永代経法要での院号法名読み上げをしていただいた、あの高貴な雰囲気のある若い僧が新門主であったことを知った。妻への最高の供養とあらためて感謝した。その後、住職から阿弥陀如来の徳に感謝し、そのみ教えを拝聴して帰宅した。

（2017年10月28日・土 記）

486

悪魔の証明とは

今年の国会は、安倍首相が、学校法人「森友学園」や「加計学園」を巡る問題に関与していたかどうかの議論で莫大《ばくだい》な時間を費やしていた。

◇

10年ほど前、満員電車に両手に重い荷物を提げて乗っていたときのこと。突然、電車が大きく揺れた瞬間、接近して立っていた若い女性のお尻に私の握りこぶしが触ったらしい。険しい顔で手を強く払いのけられたことがある。このとき、「痴漢」と大声で叫ばれたら、どのように対応すればよいか考えた。避けられないことであったとしても、「痴漢ではない」とどのように証明すればよいのだろうか。

◇

悪魔の証明という言葉がある。これは、悪魔は実在する、ということではなく、悪魔は「実在しない」、「ないこと」を証明することが不可能であるときに、使われる表現のようだ。それは極めて難しいことである。そのために、「李下《りか》に冠を正さず」とか「瓜田《かでん》に履《くつ》を納《い》れず」ということわざがある。悪魔の証明はできないので、「疑念を招くような行為は避けよ」という戒めの言葉を思い出すことが肝心では。

（2017年11月1日・水 記）

487

長良西地区敬老会に参加して

去る9月13日、長良西地域敬老会が岐阜市の岐阜都ホテルで開催された。敬老会は「お祝いと楽しい語らいのひと時を地域住民と共に過ごすこと」を目的に開催するとの開催案内を頂いたので、昨年に引き続き参加した。参加人数は不明だが、大勢の高齢者が、ホテルの大広間に並べられた数多くのテーブルに各7、8人ずつ着いていた。

◇

当日は、式典、その後、会食しながら、昨年と同様の歌謡、ハワイアンダンス、保育園児の歌、和楽器演奏のアトラクションがあり、それを楽しんだ。

◇

前回は周りの人たちとほとんど会話ができなかった。今回も知り合いが1人もおらず、両脇の人と一言二言、言葉を交わす程度で終始した。私自身に社交性がないためであろう。多少面識のある人がいれば、ビール瓶を持って別のテーブルに注《つ》ぎに行くこともできようが。転居先近辺には65歳以上の住民がいないのだろうか、顔見知りは1人もいなかった。敬老会も感動を共有できる仲間がいれば、楽しい語らいができるだろうが。

（2017年11月4日・土 記）

高校野球の吹奏楽応援

田舎育ちの私には、運動会などで、羽織袴《はかま》を着たバンカラ風の応援団長が応援団の前で、激しく扇子を振っている程度の応援でも珍しかったが、吹奏楽応援があるとは全く知らなかった。20代になって、高校野球をテレビ観戦中、球場の両サイドから大応援合戦、中でも吹奏楽の演奏を耳にして感動したものだ。甲子園出場の高校野球の応援には、都市型、農村型など、さまざまな応援文化があるようだが、甲子園出場常連校には、応援団部、吹奏楽部、チアリーディング部などがあり、大応援団を編成しているようだ。

◇

吹奏楽部は、かなりの時間を練習に費やし、汗と涙の結晶の演奏を披露してくれる。野球応援曲は、コンバットマーチ、ショータイム、モンキーターン、モンスターストライク、炎のファイター、ポパイ・ザ・セーラーマン、アフリカンシンフォニー、タイガーラグなど、応援用にテンポを速く編曲しているようだ。

◇

吹奏楽応援は選手を奮い立たせ、チャンスを生かすことができるとか。選手だけでなく、観衆の胸をも打つ。

（2017年11月8日・水 記）

489

五輪とメンタルヘルス

五輪といえば、オリンピックマークが思い浮かぶが、仏教での五輪は、五輪塔や宮本武蔵の五輪書などが思い浮かぶ。五輪は地、水、火、風、空のことらしい。

◇

大栗道榮著『人生の悩みが消える空海の教え』(三笠書房　２０１６)中で、空海の書の一つ、『続遍照発揮性霊集《ぞくへんじょうほっきしょうりょうしゅう》』に「六大に遍ずる所、これ我が身なり(地水火風空識の六大がゆきわたっているところが、己れの体である)」との一文があると記している。仏教では、人間の肉体は、地水火風の四つの要素(四大)から成り立っており、「地」は骨肉、「水」は水分・血液、「火」は体温、「風」は呼吸のことらしい。五輪のあと一つの「空」は肉体のほかに、「識」も含めた心のこととか。

◇

空海は、病気は、四大の調子が悪くなったときだけでなく、鬼、業も原因とか。「鬼」は心(嫉妬、恨み、憎悪、残忍など)、「業」はくらしのことらしい。業には善業と悪業があり、生活習慣が良好(善業)なら病気が予防できると。六大は、先の四大に空と識が加わったもの。空の中で五感が形成され、その五感を感受するのは識で、快感か否かを識別するとか。メンタルヘルスには空と識が欠かせない要素のようだ。故に、祈祷か懺悔《ざんげ》が有効とか。

(２０１７年11月11日・土　記)

和食で言う五法・五色・五味・五感とは

和食には、五法、五色、五味、五感が大切といわれている。季節や食材、調理法、見た目の美しさ、好みなどがすべて「五」づくしのバランスを保つことが肝心のようである。

◇

「五法」とは、調理法のことで、生（刺身など）、煮る、焼く、蒸す、揚げるの五つで、会席にはこの五つの料理が必ず出てくる。「五色」は、白、黒、黄、赤、青（または緑）の五色のものを器、お盆、お椀《わん》などにそろえる。清潔感、引き締め、食欲増進、安心感を表すためとか。「五味」は、酸味、苦味、甘味、辛味、塩味をいう。味を調《ととの》える調味料は「さしすせそ」で砂糖、塩、酢、醤油、味噌《みそ》の五種類が基本とか。

◇

「五感」は、色合い（視覚）、音（聴覚）、香り（嗅覚）、温度（触覚）、味（味覚）の五感のバランスがおいしさを演ずる。味わい、歯ごたえ、喉ごしなどの食感を重んじる日本人にとって五感は欠かせないものといえる。日本の気候や風土の中で独自に発展してきた料理を和食というとか。別に、食べ方に「五適」がある。適温、適材、適量、適技、適心。うち適心とは食器、テーブル、部屋の雰囲気など「もてなしの心」のことらしい。

（２０１７年11月15日・水 記）

491

中秋の名月と岐阜城の共演

本年1月の岐阜新聞夕刊の夕閑帳に、「ダイヤモンド金華」を記述した。元日、富士山頂から太陽が顔を出す瞬間、まるでダイヤモンドが輝いているように見える、これをダイヤモンド富士と称しているが、そのテレビ番組を観ているとき、金華山に昇った太陽もダイヤモンドに見えたので、ダイヤモンド金華といえる、と記述した。

◇

中秋の名月の10月4日、金華山の上空に丸くて大きな満月が昇った。澄み切った夜空に満月は明るいので、鵜飼はお休みにしているとか。長良川国際会議場近くに転居してきたマンションの窓から、ライトアップされた岐阜城と城の左上方に昇ってきた満月とが夜空に、くっきりと浮かびあがり、幻想的景観となった。

◇

中秋は、旧暦の8月15日で、450年前に織田信長が岐阜に入城したのも8月15日との説があるとか。この縁ある夜、中秋の名月とライトアップされた金華山山頂の岐阜城との共演を眺めて感慨深いものを感じた。

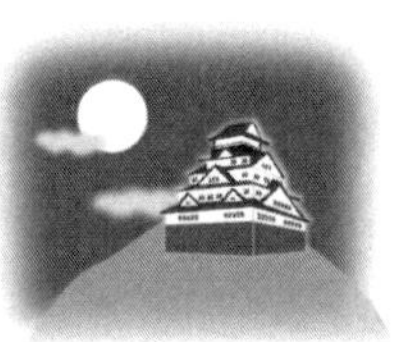

（2017年11月18日・土　記）

(492)

特別展レオナルド×ミケランジェロ展に入館して

織田信長公岐阜入城・岐阜命名450年記念特別協賛事業の一環として、表題のような展覧会が、10月、11月、岐阜市歴史博物館で開催された。ルネサンス期には、芸術は「『自然』を母として、『素描』を父とすると、『建築』『彫刻』『絵画』の3姉妹がいる」として、自然に則《のっと》ってデッサンすることは、各芸術の基本中の基本であり、決して軽んじることができないものと位置づけていたようだ。

◇

今回は、そのルネサンス期に活躍し、「宿命のライバル」と評されるレオナルド・ダビンチとミケランジェロ・ブオナローティの芸術を対比する展覧会だとか。

◇

レオナルドとミケランジェロの素描画、油彩画、書簡など約70点が一堂に展示されていた。会場に入場して最初に、レオナルドとミケランジェロの少女の頭部の習作（練習作品）が展示されていた。レオナルドは左利きで、ハッチング（線影）が左上から右下になっているのに、ミケランジェロは右利きで斜線を交差させていた、との展示だった。ルネサンス時代の彫刻と絵画のどちらが優れているかの比較芸術論や両者共通の画題「レダと白鳥」で両者の違いなどが展示されていた。両者とも筋肉など習作でも詳細に描写されているのに驚いた。

（2017年11月22日・水 記）

493

踊りと五感健康法

岐阜県医師会の産業医研修会で五感健康法の講話をしたとき、郡上市の八幡病院の故坂本由之院長が「郡上おどりも五感健康法では」と発言された。以来、意を強くして郡上おどりを五感健康法の一つとして紹介している。これについては、２００４年9月発行の拙著『五感健康法を愉しむ』に記載してある。

◇

真夏の夜、髪をなでる夜風、夜空に浮かぶ月明かり、「郡上のナアー」の唄声、三味・太鼓・笛の音、吉田川からの瀬音、ゆれる提灯《ちょうちん》、力感のある踊りで汗まみれの男性の浴衣姿、しなやかで、美しい女性の浴衣姿、うなじの上がった後姿、ほのかに漂う化粧のにおい、踊りの揃《そろ》いの手拍子、清涼感のあるシャンシャンの下駄《げた》の音など。リズムに合わせて下駄からの足裏刺激、触覚刺激による運動が加わり、まさに典型的五感健康法といえるのでは。

◇

五感健康法には、郡上おどりに限らず、白鳥おどり、阿波踊り、高知よさこい踊り、その他地域の盆踊り、若者たちの「よさこいソーラン踊り」など、さらには日本舞踊、能楽、歌舞伎踊りなどが含まれる。健康のためには「見るあほう」「踊らにゃ損そん」である。

（２０１７年11月25日・土　記）

養老改元1300年祭り

今年は、織田信長公岐阜入城・岐阜命名450年ということで、岐阜市では、関連行事を多彩に開催してきた。先日、養老町内の2、3の事業所における健康診断のため町内を走行している時、表題のような幟が路辺に林立していた。

◇

717年（霊亀3）年、元正天皇が養老（町）を行幸され、当地の美泉がもつ若返りの効能に関心をもたれ、元号を霊亀から養老と改元されたとのこと。元正天皇は奈良時代の女帝で、続日本書紀によると、慈悲深く、物静かで美しい人と記されているようだ。717年と翌年の二度にわたり行幸しているとか。孝子伝説と、元正天皇自らが飲浴され、肌が滑らかになり、痛みがとれたことと併せて養老とされ、滝を「養老の滝」と命名したようだ。2017年は養老改元からちょうど1300年なので記念イベントを企画したとのこと。当町は元号改元にちなみ、養老町となったとか。

◇

「養老」は、広辞苑によると、老人をいたわり世話すること、また、老後を安楽に過ごすこと。」日本酒、本格焼酎、泡盛などに養老の銘柄はあるが、いずれも他県のものばかり。「養老乃瀧」は居酒屋の屋号でも有名。世阿弥作の養老の滝を題材にした謡曲もあるほど知名度が高い。

（2017年11月29日・水 記）

495

養生訓と五感健康法

先日、ＮＨＫＢＳプレミアムで、貝原益軒の健康法についての座談会の番組があった。益軒は幼少時には病弱で、医師である父の医学書を自習し、長崎で蘭学なども学んだとか。20歳以上離れた病弱な妻と暮らすうちに、益軒独自の健康法をあみ出し実践したことが『養生訓』に記されているようだ。

◇

夫婦とも病弱なので、腹八分目食と体重コントロール、野菜などバランスの良い食生活を心掛けたとか。「がめ煮」（すっぽんを入れた野菜豊富な筑前風煮物）を好物に食していた由。足裏の湧泉《ゆうせん》から土踏まずにかけてのマッサージあるいは指圧を夫婦相互にしていたようだ。夫婦とも琵琶を奏で、時々近所の人たちを集めて演奏会を催していたとか。夫婦とも書道や旅も愛したようだ。旅には温泉地、観光地を選んでいたようだ。夫婦仲はすこぶる良好で、笑顔が絶えなかったとか。

◇

養生訓に記されている健康法はマッサージ、温泉健康法、音楽健康法、食健康法など、私が夕閑帳でしばしば記載してきた五感健康法そのものではなかろうか。

（２０１７年12月2日・土　記）

観光と五感健康法

観光とは、娯楽や保養のため余暇時間に日常生活圏を離れて行うスポーツ、学習、交流、遊覧などの多様な活動をいうようだ。観光庁などの調査では、余暇・レクリエーション・業務などの目的を問わず、1年を超えない非日常圏への旅行を指すとのこと。観光の語源は、中国の易経の「観国之光　利用賓干王」に由来しているらしい。「他国を旅して見聞を広める」の意味になるとか。

◇

2015年12月の夕閑帳に「観光旅行と糖尿病予防」を記載した。そこに、観光は光を観《み》ることだが、光の当たるものを観ることなので建造物、仏像ばかりでなく、思想、文化を見ることも含まれると記載した。政府の観光振興審議会は、余暇時間の中で、日常生活圏を離れて行うさまざまな活動をいい、ふれあい、学び、遊ぶということを目的とするとして、時間と場所・空間、目的の三つの面から規定している。

◇

以上述べてきた観光は、総合的に見ると五感健康法そのものといえる。故に、今までに旅行、観劇、視察、音楽会、演奏会、湯治、川遊び、釣りなどを五感健康法として列挙してきたのである。

（2017年12月6日・水 記）

497

「岐阜芸妓をどり」を楽しむ

今年も昨年に続いて「岐阜芸妓をどりを愉《たの》しむ集い」に参加した。昨年は、私の周りに誰ひとり知り合いがいなくて寂しい思いをしたが、今年は可奈子芸妓組合長の叔母、明子姉さんの計らいで、大学時代の大先輩と同席にしていただいたので、楽しく鑑賞することができた。

◇

組合長を務める可奈子さんが舞う小曲「初春三番叟《さんばそう》」で幕開けし、続いて、軽やかな俗曲「さいこどんどん」「まっくろけ節」「ストトン節」の踊りがあった。休憩後、小唄「江戸さして」、小唄「滝の白糸」、端唄「奴凧《やっこだこ》」の踊りがあった。そして、立方、吟日乃姉さんによる清元「鳥刺し」があり、最後に芸妓一同により「竹に雀《すずめ》」が披露された。プログラムの番外に歌謡曲「酒場川」と「祭り囃《ばや》子《し》」の踊りが披露された。

◇

今年は岐阜の芸妓が2人増えて17人になったが、主催者側はまず総勢20人にしたいともくろんでいる。いずれにしろ、岐阜の伝統芸妓文化を絶やさぬように、継続と振興を図っていく必要があろう。私は花柳界にはあまり縁がないが、時々顔を出すスナックで、可奈子姉さんに出会う機会があるので、そこで激励している。

（2017年12月9日・土 記）

井村誠貴さんの指揮ぶりに魅了

長良川国際会議場前の案内板で、岐阜県交響楽団第88回定期演奏会があることを知って当日券で入場し、会場末席に着席した。演奏会開演15分前に、指揮者井村誠貴さんから演奏会の解説があったが、大声でしゃべりながら指定席に向かう人たちに妨害され、聞き取れなかった。プログラムによると、ムソルグスキー／前奏曲「モスクワ河の夜明け」、グリエール／ホルン協奏曲変ロ長調、休憩後、ショスタコービッチ／交響曲第5番ニ長調作品47が演奏されるようであった。

◇

プログラムの指揮はすべて井村誠貴さんであった。本年5月、夕閑帳コラム「和洋融合での箏独奏」の末尾に、「体全身からの躍動感あふれる井村誠貴さんの指揮ぶりに感動した」と記述してある。今回岐響通信「ひびき」に、井村さん自身が、「指揮者は作曲家の僕《しもべ》といわれ、単に譜面を読むだけではなく、作品の時代背景や、どのような思いで作曲されたかなどを読み取りつつ作業している」と記述している。

◇

交響曲第5番の概説を読みながら井村さんのタクトさばき、タクト先端の動きと諸楽器から湧き起こる音響とが見事にマッチして、ある時は静かに、ある時は勇壮に響き、心を揺さぶられた。井村さんには、今年2回だけの出会いだが、岐響とは20年近く関わっているとか。

（2017年12月13日・水 記）

499

巡回健診を楽しむ

私は昭和40年代後半は岐阜県、昭和50年代は和歌山県の、それぞれ林業労働者の健康診断に従事し両県内町村を飛び回ってきた。当時、林業労働は長時間かつ重労働で、振動障害（白ろう病）が多発していた。２０１３年から定職がなくなったので、ぎふ総合健診センターに健診業務の一部を手伝わせていただいている。私は後期高齢者なので、できるだけ施設内での人間ドックの健診を希望していた。

◇

初めの数カ月は希望通り、週1回のペースで人間ドックの健診医を務めていたが、巡回健診の健診医のピンチヒッターの役を務めているうち、徐々に巡回健診が多くなり、今では巡回健診が中心となっている。巡回健診をできるだけプラス思考にして行うことにしている。

◇

巡回健診は、健診手順が固定されている施設内健診とは異なる。巡回健診のスタッフは、会場ごとに重い健診器具などを健診車から下ろし、健診会場まで運び、手順に沿ってレイアウトしなくてはならない。相当に負担がかかっているようだ。私には、巡回健診の受診者の住む町村、働いている職場など雰囲気だけではあるが、自然環境、職場環境が垣間見えるので、受診者の健康度との関係が想像でき興味深い。日によっては1日中、1カ所ということもあるが、3、4カ所巡回することが多い。その都度、健診会場が変わるので、移動時、車窓からの景観も楽しめる利点がある。

（２０１７年12月16日・土　記）

「紅白歌合戦」と「ゆく年くる年」

先にも紹介した五木寛之、釈徹宗著『70歳！　人と社会の老いの作法』には興味ある記述が多い。日本人は年末から新年にかけ、1週間のうちに、三つの宗教を実践するとか。つまりクリスマス、除夜の鐘、初詣。

◇

日本人は仏教と神道の神仏習合の考えよりは、対の概念に嗜好《しこう》があるのではと。つまり日の出と日没、誕生と死、始まりと終わり、紅組と白組、平家（海の民系、赤旗）と源氏（山の民系、白旗）、農業と狩猟・騎馬、ヒメとヒコ、神道と仏教など。大みそかの「紅白歌合戦」、「ゆく年くる年」は国民的宗教番組ではないかと思われるとか。歌はもともと祭壇の前に捧げるものだから「紅白歌合戦」は現代版の神事だとか。「紅白歌合戦」が終わると、「ゆく年くる年」で、お寺の鐘がなり、年を送るのは寺の役割、やがて、玉砂利を踏んで神社に集まり「くる年」を迎える。こちらは神社の役割。

◇

このような視点で大晦日を過ごすと、「紅白」は宗教儀式に映り、「ゆく年」は除夜の鐘（仏教）から初詣（神道）への移行を感じる。

（2017年12月20日・水　記）

1971年以降の自分史からみた

「五感健康法」

1．五感を用いた経緯

1）ドイツでみた健康保養地

私は単身、1971年7月から8週間、当時、ミュンヘン近郊の田舎町にあったゲーテ語学研修所での研修を受けましたが、同年9月から家族と合流して1972年8月までの1年間、ライン河沿いのマインツやビンゲンに近いバート・クロイツナッハという町に滞在しました。

この町には、マックス・プランク農業労働・農業技術研究所があり、その研究所から、振動工具（模擬機械）の振動が、身体にどのように伝播《でんぱ》するかの人体実験を行うように、マックスプランク財団から滞在費・片道航空運賃の給付を条件に、招聘《しょうへい》されました。そのドイツ滞在中の研究成果は、ドイツの産業医学関係の専門雑誌に、苦労しながらドイツ語で執筆、投稿し、掲載されました。私は公衆衛生学を専門としていましたが、なかんずく産業医学（産業保健学）、それも振動障害（白ろう病）の研究をライフワークとしていた関係での渡独でした。

この町は、ライン河に注ぐ支流、ナーエ川に沿った、風光明媚《めいび》な町でした。ナーエ川岸に、豪華なクアハウスがありました。そこには第2次世界大戦後、初の独仏首脳会談が行われた場所との記念プレートが張られていました。そのクアハウスを中心として、音楽堂、チューリップなどの花庭園、飲泉館、鉱泉プール、サリーネという巨大な健康装置（かっての製塩所で、現在は塩水噴霧でマイナスイオンを浴びる高架柵）、スポーツ広場などがあり、その周辺に、いくつかのリウマチ治療クリニック、大小さまざまなホテル・レストラン、土産物店などが取り巻いていました。現在の可児市にある花フェスタ記念公園を上回る規模で、景観、花のにおい、音楽堂からの演奏、塩水噴霧など五感に快適な刺激を与える広大な面積の健康保養地でした。リウマチを主体としたリハビリ療養地、高齢者などの保養地でした。休日には家族と一緒に、大勢の観光客、湯治客に交じって、その保養地かいわい、土産物店を散策したものです。

2）和歌山県での振動障害患者の治療に温泉療法

ドイツからの帰国2年後の、1974年10月、和歌山県立医科大学教授として和歌山県に赴任しました。和歌山県は紀（木）の国といわれるほど林業の盛んな県で、当時、県議会では林業労働者の振動障害問題が大きく取り上げられていました。早速、保健所、市役所・町村役場の産業課や住民課などの協力を得ながら、県内全市町村での林業労働者の健康状態についての実態調査を行いました。その分析結果を踏まえて、振動障害のための県内の健診体制を樹立し、健診そのものにも従事しました。また、振動障害の治療に対して、和歌山労災病院、白浜温泉病院を中心に臨床医による振動障害認定患者の治療体制を樹立しました。臨床医学には疎遠な私でしたが、振動障害の健診のみならず治療、療養、リハビリにも関わり、温泉療法、クナイプ自然療法、アーユルヴェーダ医学、漢方医学などの勉強会、学術集会に誘われ、それらに関与していきました。そのとき、バート・クロイツナッハの健康保養地を思い浮かべておりました。

3）般若心経から五感の概念

10年を節目に和歌山県立医科大学教授を辞し、1984年10月から岐阜県の職員（健康管理院院長事務代理、1年後に衛生専門学校長兼務、健康管理院長）となっておりましたが、1987年7月、急遽《きゅうきょ》、岐阜大学教授に就任することになりました。それに先立ち、教授復活を機に、何か新しい発想をと思っていた矢先、ある書店で、『洞察力』（中山正和　PHP

研究 1988年）というタイトルの単行本が目に留まりました。洞察力は研究生活には欠かせないと感じ、早速、その単行本を購入して洞察力の滋養を図ろうとしました。なかなか真意をつかめないまま、ページをめくっていきますと、洞察力の滋養の知恵は「般若心経」にあるというのでした。それからは般若心経の入門書の類いを次から次と購入して読み漁《あさ》りましたが、それでも真意はつかめずじまいでした。ただ、洞察力を高めるには「無になること」、「空になること」だけは明らかでした。つまり、「こだわらないこと」、「無欲になること」のようでした。これを機会に般若心経を暗唱し、般若心経の理解に努めました。

般若心経の中に、「無無明亦無無明尽　乃至無老死　亦無老死尽」という一節があります。人間の苦しみや悩みの成立には、無明から行、識、名色、六入、触、受、愛、取、有、生、老死の十二の流れがあることで、これは十二因縁といい、連鎖縁起のことのようです。善因があれば楽果が生じ、反対に、悪因があれば苦果が生じる。その悪因を滅すれば苦果も滅するといわれています。苦や悩みの成立の基本は、無明から行、行から識という連鎖のようです。さらに人間には、名色という「他を認識するための心身のはたらき」が認識できるようになり、六入の段階で、眼（形、色）、耳（音、声）、鼻（香り、香）、舌（あじ、味）、身（さわり、触）の五感（仏教では五官）が芽生えて、さらに上位に第六感である意（心、法）が生じるというのです。そして十二因縁の触、受とステージをあげて、大脳が一層発達していきますと、その結果、「美しい花」、「心地よい音色」、「よい香り」、「おいしい」、「気持ちよい手触り」などの五感と意識（判断）がつながっていくとのことです。こうした五感から心地よく感ずるようなこと、健康を保とうとする行為、これらが健康法と関連してくるようです。

4）老人性痴呆（認知症）の調査から

１９８７年7月、岐阜大学教授に就任した後、１９８９年に、岐阜県南飛騨に健康保養地を設置する動きが生じ、その準備のための懇談会、すなわち岐阜県総合医療構想研究懇談会が設置され、私はその座長に指名されました。この懇談会で、保養地、または、療養地には絵画療法、芳香療法、音楽療法などの五感から受ける治療、すなわち、五感療法が列挙されました。このとき、ドイツでの健康保養地、温泉保養地が連想されました。

１９９１年から92年にかけて、「老人性痴呆症の環境因子の探索と社会的支援のモデル地区設定に関する研究」に文部省の科学研究費が認可されました。そこで、岐阜県での認知症（当時は老人性痴呆症）の環境因子を主体に発症要因を探索するため患者対照研究を行いました。このつまり認知症の人とそうでない人を対象にした、かなり大がかりな調査となりました。この調査には、当時、認知症患者家族への偏見、認知症患者蔑視の風潮があるなど、かなり調査は難航しましたが、岐阜県の保健所保健師や市町村の保健師、民生委員の方々の献身的協力のおかげで、調査が成就できました。今も深く感謝しています。認知症は内向的な性格の人に発症しやすいのですが、環境要因としては、友人がいない、趣味娯楽がない、社会活動をしていないことなどが挙げられました。それらをまとめて雑誌「厚生の指標」に投稿しましたが、誰もが理解できるように、1996年6月、岐阜新聞社から「家庭と地域社会でできるぼけ（老人性痴呆）ゼロ作戦」を発行しました。この書中に、家庭や地域社会で、仲間と一緒に五感を刺激する行為をすることの必要性を記述しています。

友人にしても趣味娯楽にしても社会活動にしても、人との交わりですので、楽しく、気持ちがよくなくてはなりません。つまり、「好き」「心地よい」ことです。「心地よい」ということは、心地よく五感に感ずる快感のことです。五感から入ります快適な刺激が、大脳に入り、視床下部に伝播し、そこで、自律神経系（交感神経と副交感神経とがあります）に作用し、交感神経が刺激されれば感動し、副交感神経が刺激されれば癒しとなります。自律神経系のバランスがよければ、恒常性が維持され、さらに内分泌系、免疫系が活性化して自然治癒力が高まってきます。

5）五感という言葉

最近、新聞、雑誌などの中で、さまざまな形式で「五感を通して」とか「五感で感ずる」とか「五感を働かせて」とか、「五感満足」とか「五感」という言葉が目につきます。外界のいろいろな刺激によって生ずる感覚として視覚、聴覚、味覚、嗅覚、触覚の五つに区別されています。この五感のうち、触覚には、皮膚感覚の触・圧覚、温覚・冷覚、振動感覚などの他、位置、運動、平衡などの感覚もあります。五感から受けた情報が、その人自身の大脳の視床下部で統合され、人により感受性の違いはありますが、そこで、快感か不快かを判断します。心地よく感ずる刺激もあったり、苦痛に感じることもあり、また、楽しく感ずる刺激であったり、不愉快に感じることもあります。刺激を受けた瞬間、あるいは、ある刺激を受けた後に、心地よく感じる対象、行為でなくてはなりません。快感を感ずるような感覚、つまり環境的な要因を健康法に用いたいものです。

2. 健康法とした理由

1) 療法とは

療法とは、病気の治し方、治療の方法を言います。転地療法とか食事療法とかに用いられます。対症療法という言葉も良く聞きますが、これは主要な症状を軽減するための治療になり、自然治癒能力を高め、治癒を促進する療法になります。さらに、根本的な対策とは離れて、「表面に表れた状況に対応して物事を処理すること」との意味もあります。対症療法の目的に、生活の質(QOL)の改善、合併症の予防、体力、自然治癒力の維持、悪循環の防止などがあります。いずれにしろ、対症には、ある病気、病状がありますので、現在、健康である人を対象とすれば、療法は適当な用語とはいえません。かって、岐阜県には音楽療法研究所がありましたが、一部は病気の人も対象にしていましたが、大部分は健康者を対象としていましたので、音楽健康法研究所にすべきではと主張したことがありましたが、閉所するまで音楽療法研究所でした。人々は病気の治療に感心が厚く、療法という言葉に魅力を感じているようです。

2）予防法とは

予防医学では、予防は広い意味に用いられています。1次予防、2字予防、3次予防とがあり、1次予防は病気の予防、2次予防は早期発見・治療、3次予防はリハビリテーションとなります。一般には、予防といえば、1次予防のことを意味して、積極的な健康、体力づくり、健康教育、高血圧予防教室、肥満予防教室など、未だ病気でない段階に、予め病気を予防すること、健康を維持すること、健康増進を図ることに用います。例えば、インフルエンザ予防のためにインフルエンザワクチンの接種、虫歯の予防に歯磨き、筋骨格を鍛えるために運動、スタミナのある体づくりに栄養、精神的安楽のために休養など健康的な生活習慣を送ることが勧められます。一方、予防といえば、がんの予防、心臓病の予防、脳卒中の予防、高血圧症の予防、肥満の予防、糖尿病の予防、認知症の予防などと病名を付けることが多いようです。生活習慣病というのがありますが、これは病名ではありません。生活習慣病には、がん、心臓病、脳卒中、糖尿病、高脂血症、胃潰瘍、腎臓病など多くの病気が含まれていますので、生活習慣病の予防活動では、いろいろな活動が挙げられ、病気によっては摂取を勧める栄養素が異なり、矛盾を感じて、予防活動の焦点がぼけてきます。今現在、健康な人には予防という言葉を使わないで、健康保持、健康増進などの健康法というべきではないでしょうか。

3）健康法とは

健康法は、健康を保つことを目的として日常的に行われる行為や方法のことです。養生とも言います。体操の類、自分で行うマッサージの類、食事の管理、控えめな飲酒・飲食の類、呼吸法、瞑想、生活習慣一般など、すべてが健康法です。

貝原益軒は、『養生訓』の中に、身を保つという表現で、日常生活の中で健康に生きるには、運動、栄養、休息に過不足がないようにすることが必要と強調しています。彼自身、温泉地への旅を好み、夫婦でしばしば出かけたり、腹八分目の食生活を守ったり、夫婦で相互にマッサージしあったり、琵琶を奏でたりして、それらを健康法とみなして実践していたようです。

健康法は、何の病気を予防するかではなく、いまある健康状態を保つということですので、科学的に何かを証明する必要もないようです。ある病気の治療に用いられている手法であれば、すでに科学的に証明されているでしょうから、それを健康な人に適応しても害にはならず、むしろ良い方向に働くのではないでしょうか。例えば、高血圧症とか糖尿病に有効との温泉療法を健康な人に適応しても害にはならず、むしろ健康によいことになります。健康な人には温泉療法ではおかしいので、温泉健康法と呼称すべきです。同様に、精神病に音楽療法がよいと言われていますが、健康者には音楽療法ではなく音楽健康法というべきではないでしょうか。

3. 五感健康法になった理由

1) 老人障害予防センター開設記念シンポから

2001年10月、吉城郡古川町（現飛騨市古川町）に財団法人岐阜県健康長寿財団老人障害予防センターが設置されました。センター開設に先立って、「岐阜県老人障害予防シンポジウム」が古川町で開催されました。浜松医療センターの金子満雄先生の基調講演「長寿をカクシャクと生きるには～痴呆は心の生活習慣病～」に続いて、「老人障害は五感健康法で予防できるか」のパネルディスカッションが行われました。パネルの題名に五感健康法を入れるかどうかに、激しい議論はありませんでした。当時は五感療法が馴染みのある用語でしたので、そのほうが一般受けすると思われましたが、認知症や脳卒中などで寝たきりにならないようにと考えると、五感療法よりも五感健康法の方が適切と結論付けたからでしょう。

パネリストには、カラーアナリストの桶村久美子さん、岐阜県音楽療法士の藤澤玲子さん、国際植物療法協会指導員の堀木巳代子さん、岐阜県飛騨地域保健所益田センター管理栄養士の幅節子さん、岐阜大学医学部東洋医学講座講師（当時）の赤尾清剛さんの5人が選考され、それぞれには「老人障害」を予防するために、色彩、音楽、芳香、薬膳、鍼灸の専門的立場で、自論を開陳していただくことにしました。私は老人障害予防センター所長の立場で、そのシンポジウムのコーディネーター役を務めました。シンポジストの皆さんは、専門家として認知症患者に接していましたので、それぞれの「療法」が施された体験が語られましたが、対象が患者でなく、健康な人たちであれば、療法でなく健康法として推奨できるように感じました。すなわち、色彩健康法、音楽健康法、芳香健康法、薬膳食健康法、東洋医学（鍼灸マッサージ）としてです。療法になると、医学的にエビデンスを得ておかなくてはいけませんが、健康法でもエビデンスが必要なのでしょうか。

先述した岐阜県老人障害予防センター（2006年に閉所しました）は診療部門をもっておりませんでした。あくまでも認知症や寝たきりを予防するために活動する施設でしたので、その予防方法、むしろ脳の活性化の方法を見つけ、それを市町村で普及啓発していく役割を果すことでした。先のシンポジウムで示されたように、既に確立されている五感療法を健康者または病気予備軍の人たちに当てはめた五感健康法を、啓蒙、普及することにしました。すなわち、視覚、聴覚、嗅覚、味覚、触覚、個々の感覚器名、（　）内は実際の健康法として、視覚健康法（色彩または絵画健康法）、聴覚健康法（音楽健康法）、嗅覚健康法（芳香健康法）、味覚健康法（食健康法）、触覚健康法（鍼灸マッサージ健康法、動物介在健康法、温泉健康法など）としました。2日間にわたり、それぞれの専門家に講話、実技実習の研修会を開催して、受講者には五感健康法推進員と資格認定してきました。現在も市町村で活躍していることでしょう。5年間で約1000人を推進員として養成してきております。

2）非日常的と日常的な五感健康法

最近では、五感を一括して五感健康法としています。例えば、食健康法では、「おいしい」という味覚だけと思われがちですが、料理の味はもちろん、見た目、匂い、歯ごたえ、舌触りなど五感すべてに快適な刺激が得られてはじめて「おいしい」という感覚になりますので、五感で満足する料理であるべきだからです。

拙著『五感健康法あれこれ』、『五感健康法あれこれⅡ』、本著『五感健康法あれこれⅢ』内に記述しましたコラムには観光旅行、音楽会、歌舞伎観劇、コンサートなど趣味娯楽の類を五感健康法として記載してきました。これらは健康法には相応しくないと思われるかもしれませんが、いずれも「五感」から刺激を受け、脳を活性化させるものばかりです。ただし、これらは非日常的な健康法ですので、日常的健康法になるように、家庭でも地域社会でもできるよう、例えば、観光旅行に代わって、散歩コースに近隣の神社仏閣巡りを入れる、音楽会に出掛ける代わりに、好きな音楽のＣＤを購入してきて居間や集会場で聴く、歌舞伎観劇の代わりに、テレビで観賞できるものを録画してみる、あるいは収録されているビデオを購入してきて鑑賞する、など日常的にできるようにします。環境から入ってくる情報はすべて五感に刺激を与えます。要は快適な刺激を求めること、微妙な刺激を感知する感性を磨くことが大切です。

五感健康法とは、「五感に様々な快適な刺激を脳に与えて、脳で情報処理し脳を活性化させ、恒常性を維持し、自然治癒力を高め、心とからだの健康保持、増進を図る方法」と定義づけてきました。繰り返しますが、脳への情報は、すべて五感から入力されますので、あらゆる行為、思考が該当します。快感を感ずること、すべてが健康法になります。楽しく長続きできる趣味娯楽は最適な五感健康法といえます。あれもこれも五感健康法に該当しますので、２００６年以来、夕閑帳に掲載されましたコラム、すべてを包括して、出版物を編集しましたので、このシリーズの表題を「五感健康法あれこれ」としました。

3）ファイザーヘルスリサーチニュース

１９９２年3月、公益財団法人ファイザーヘルスリサーチ振興財団が、保健医療、福祉、最近では法学、哲学、行政なども含められていますが、各分野における科学技術の進展を「国民のＱＯＬの向上に結びつける」ことを目指し設立されています。私は、その振興財団創設以来、役員（評議員）をしてきました。科学技術者は、何かにつけ、エビデンスがないと納得しないものです。保健医療福祉、法学分野などヘルスリサーチ関係者も例外ではありません。彼らのための財団の購読物、ヘルスリサーチニュースがあります。２００９年10月、ヘルスリサーチニュースの「ライブラリー、リレー随想」（第19回）に執筆を依頼されましたので、「五感健康法の有効性のエビデンスを得るヘルスリサーチは？」というタイトルの随想を第三者的立場で書きました。その全文を参考までに掲載します。

「五感健康法」というものがある。これは「五感を刺激することにより脳を活性化させ、恒常性を維持し、自然治癒力を高め、心身の健康維持・増進を図る方法」と定義されている。

園芸、旅行、ウォーキング、料理などの趣味・娯楽の類である。心身障害者などに対して臨床医学的にエビデンスが得られている色彩療法、音楽療法、アロマテラピー、食療法、温泉療法などがある。

エビデンスが得られている療法であれば、当然、健康者にも有効であろうとの発想で提唱されたのが色彩健康法、芳香健康法、食健康法、温泉健康法などで、これらを統合して五感健康法と称している。しかし、健康法としてはエビデンスがない、エビデンスがないだけに説得力がなく、啓蒙普及しにくい。

健康であることは、五感からの外的環境、あるいは内的環境に対して恒常性が維持されている状態と言われている。五感健康法を日常励行していれば、絶え間ない環境の変化に対して、生体の形態的、機能的状態が恒常性の範囲内に保持されているかどうか、さらには、恒常性の範囲を広げる作用(健康増進)を示すかどうかのエビデンスを得ておきたいものである。しかし、そのためのヘルスリサーチを行うことは至難の技である。ある健康障害に対し治療効果が上がり、機能修復ができた療法を健康者用にリアレンジして、それを健康法として、それが健康保持・増進に役立つかどうかのヘルスリサーチができればよいのだが。

治療的に用いる技法、手段には、エビデンスが得られている、否、得られていなくてはなりません。ある特定の健康法には、心肺機能が高まる、筋力がアップする、脳機能が活性化する、体温調整が良くなる、などのエビデンスを得ておくことが必要でしょうか。ある健康法を1年や2年，施行して効果があったとか、なかったとかで、一喜一憂すべきものではありません。なにせ健康法は生涯していかなくてはなりませんし、そうでなければ健康法を励行していく意義がなくなるからです。まずは、楽しくなくては長続きできません。しかし、五感健康法は、一人では楽しさが感じられませんので、友人を作り、友人同士がゲーム感覚で行うように、競い合いながら行うことが有効です。レクリエーションゲームと同じようにすることです。時間を決めて、定期的に行うと効果的です。丁度、虫歯予防、歯周病予防には、ブラッシングを朝昼夜、食後に10分ぐらい時間を掛けて、生涯、行うように。どんな健康法も毎日、あるいは週何日か、30分か1時間、また、負荷の強い健康法ならば10分間とか15分間と短かめに、習慣的に生涯、励行することです。

4）五感健康法の有効性を評価するには

五感健康法は、健康を保つことを目的として日常的に行われる行為や方法のことですから、それが有効かどうかを評価することに意味があるのでしょうか。五感健康法は、五感を快適に刺激する健康法ではありますが、すべての人が快適と共通して感じるかどうかは分かりません。趣味娯楽もすべての人が同じではありません。しかし、趣味娯楽は自分が選んだ、自分の好きなことですから厭きることなく長続きできることでしょう。即ち、生涯おこなえる健康法です。

認知症には趣味娯楽がない人がなりやすいと言われています。そこで、私たちが五感健康法を推奨していくためには、まず、5，6人のグループでできる五感健康法をいくつか提案してあげなくてはなりません。具体的に何をするかはグループで決めることです。そして、1年、2年と年月を重ねて、厭きてくれば、グループ内で話し合い、他の健康法に変更するとか、複数の健康法を行うとか、していきます。グループ活動で大きな役割を担うのはグループリーダーです。ですからリーダーは輪番制にして、誰もがリーダーとなり、物事をまとめる役割を担います。これも知的な五感健康法です。

私たちは、一見、皆が生き生きとして生活ができるように、五感健康法を勧めます。生き生きと言いますと、例えば、囲碁将棋の好きな人などは生き生きしていませんか。ゴルフや釣りが好きな人は、その話になると話が止まらないほど生き生きと語りませんか。

認知症の診断に、長谷川式認知症スケールというのがあります。限られた時間と限られたスペースで、効率的かつ公平に認知機能の低下を診断するために開発されたものです。自分自身の正確な年齢、今日《きょう》の年月日、今いる正確な場所、単語の記憶、１００から7を引く引き算など、好ましい(正解)ほど点数を高くして、30点を満点にし、計が20点以下だと、認知症の疑いをもつという診断法です。

　私は、長谷川式認知症スケールをヒントに、わくわく、生き生き人間を健康人と設定してみました。即ち、①安心感がある、②言葉数が多い、③顔の表情が豊か、④作業動作が機敏、⑤物事に積極的、⑥良く寝れる、⑦食欲が旺盛、⑧和を保つ、⑨他とコミュニケーションがとれる、⑩気力が旺盛。この10項目が揃っている人を生き生き人間とします。単純に、10項目のうち、1項目当てはまればプラス1点として、10項目すべて当てはまればプラス10点とします。反対に、先の私たちの認知症の発症要因の調査結果からみて、認知症もどきの人は、①不安感が強い、②言葉数が少ない、③表情が硬い、④動作が鈍い、⑤何事にも面倒くさがる=億劫、⑥睡眠不足がち、⑦食欲不振気味、⑧和が保てない、⑨他とコミュニケーションがとれない、⑩無気力である、これも単純に、1項目当てはまればマイナス1点として、10項目すべて当てはまればマイナス10点とします。生き生き側と無気力側の中間を普通人間とします。つまり①から⑩までのそれぞれの中庸を普通人間とするわけです。1項目が中間であれば0点、10項目とも中間であれば、すべて0点ですから、計0点です。

健康法の一つ、レクリエーションのじゃんけんゲームをむっつりしている人（マイナス1点）に行い、何か月か、しているうちに、少し話すようになった（0点）、さらに数か月後には、よくしゃべるようになった（プラス1点）とか、動作が普通の人（0点）に、椅子取りゲームをしているうちに動作が機敏になった（プラス1点）とか、というように評価できないでしょうか。この評価法はグループでもできます。グループごとの五感健康法の、わくわく人の割合が増えるかとうかで、有効性を評価し、好転の割合を上げる競い合いにも用いられます。生涯おこない続けていく五感健康法を、このように評価することに意味があるかどうかは疑問です。趣味娯楽の良し悪しを評価できますか。折角、楽しんでいることに水を差すようではありませんか。

五感健康法は、初期には、認知症や寝たきりを予防するために推奨してきました。脳の活性化には、色付けする絵を描くと良い。音楽でも作曲することがよい、リズミカルなウオーキングがよいなどと健康関連の書物から、様々な健康法の知識を得ていくにつれ、運動、食生活なども五感健康法になりますので、五感健康法は生活習慣病予防にも有効のように感じました。また、産業保健の領域でメンタルヘルスが大きな課題になっていますが、これにも五感健康法が有効と思うようになりました。さらには生涯を健康で過ごすための健康法も五感健康法ではと考えるようになりました。これらは岐阜新聞夕刊の夕閑帳用のコラムを執筆する題材を探索し、その原稿を執筆しながら「五感健康法とは何か」、「これも五感健康法ではないか」と五感と脳と健康との連鎖からみて、五感健康法の項目がどんどん増えていきました。結局、あらゆることが五感健康法のように感じています。夕閑帳のコラム執筆の機会を与えていただき感謝しています。

２０１２年８月、『生涯現役で過ごすための健康法　五感健康法』を岐阜新聞社から発行していますので、ご購読いただければ幸甚です。

おわりに

五感健康法に馴染みのない方々がいますので、今一度、五感健康法とはどのような経緯でできあがってきたのか、ドイツに滞在しました1971年以降の簡単な自分史からみた「五感健康法」を、本書の後段に掲載しました。ここには、今までどこにも記述したことがないことが随分あります。

いろいろなところで、五感健康法は趣味・娯楽の類と述べてきました。ところが、「あなたの趣味・娯楽は何ですか」と尋ねられる度に、いつも「私は無趣味です」と答えてきました。趣味も娯楽もない者には、五感健康法を語る資格がないと言われます。今、『五感健康法あれこれ』、『五感健康法あれこれⅡ』、それに本書に記述しましたのを併せて500編のコラムを読み返していますと、いくつか、知らず知らずのうちに私自身、五感健康法を実践していることに気づきました。残念ながら、一人で行っていることが多く、本来は家族、数人のグループで行うべきものです。

毎日行ってきた健康法だけをご紹介しますと、

1）２０１６年秋から長良川国際会議場近くのマンションに転居して、連日、金華山と清流長良川を眺めています。ダイヤモンド金華、中秋の名月とコラボしたライトアップされた岐阜城は絶景です。

2）ＮＨＫテレビ、プレミアム、クラッシク倶楽部、名曲アルバムを聴いています。長良川国際会議場で開催される音楽祭、吹奏楽コンサートなど、時間とチケットが手に入る限り出掛けています。

3）自己流のラベンダー芳香健康法、すなわち、ときどき浴槽に数滴ラベンダーを垂らしての入浴、毎日、タオルの端に1滴点けて就寝するなど、を実践しています。

4）爪もみは20年以上、就寝前に励行しています。ついでに腹式呼吸、合谷指圧を行っています。万歩計を着けての歩行（通勤時、観光旅行時など）も続けております。

5）食に関しては煩雑になりますので、詳細は割愛しますが、コラムで紹介したことでは、毎朝、ヨーグルト１００ｇにスプーン1杯の亜麻仁油を垂らし食しています。料理にはオリーブ油を用いています。毎朝、ライ麦パン1枚を常食しています。ここ1年は、毎朝、みじんぎり玉ねぎと冷凍ミンチでオムレツを作っています。

その結果、私の健康状態はどうなのかが問題ですが、矍鑠とは言えませんが、いつのまにか、まもなく82歳になります。この歳まで、いくつかの仕事をしながら今日を迎えて生活してこれたのは、五感健康法を励行してきたお蔭かもしれません。

最後に、夕閑帳執筆の最初から、コラムのテーマの助言、内容に厳しいチェックをしてくれました妻、萬里子が、２０１６年7月7日、膵臓がんで死亡しました。誠に悲しく残念ですが、病魔には勝てませんでした。それまで、執筆に気をかけてくれたことに感謝しつつ、彼女の霊前に、五感健康法シリーズの締め括りとなる本書を捧げたいと思います。

合掌

著者略歴

岩田　弘敏（いわた　ひろとし）

医師、医学博士、岐阜大学名誉教授

1936年生まれ、愛知県新城市出身。

1962年、岐阜県立医科大学（現、岐阜大学医学部）卒業。68年、同大学院医学研究科修了（医学博士）。70年、岐阜大学医学部助教授（公衆衛生学）、71年（1年間）と82年（3か月）に旧西ドイツ、バート・クロイツナッハのマックス・プランク研究所へ客員教授として出張。74年、和歌山県立医科大学教授（公衆衛生学）。77年から2年間、湯浅保健所長兼務。84年、岐阜県立健康管理院副院長を経て院長に。85年から岐阜県立衛生専門学校長兼務。87年、岐阜大学医学部教授（衛生学）。2000年3月、停年退官し、岐阜大学名誉教授に。岐阜産業保健推進センター所長に。2001年10月、岐阜県健康長寿財団老人障害予防センターの開設に伴い、所長を兼務。2006年4月、老人障害予防センターが改組され、所長から健康医学アドバイザー（非常勤医師）に就任。2008年4月、東海学院大学教授（健康福祉学部長、学長）に就任、2013年に退職。2012年11月から学校法人神谷学園（東海学院大学、東海学院大学短期大学部、東海第一幼稚園、東海第二幼稚園）理事・評議員、現在に至る。他に、YKKファスニングプロダクツ販売・中部営業所の産業医、独立行政法人ぎふ綜合健診センターの人間ドックや巡回健診での不定期健診医、独立行政法人労働者健康安全機構岐阜産業保健総合支援センター産業保健相談員として従事中。

主な著書：「振動症候群」（近代出版）、「公衆衛生学」（分担執筆、中央出版）、「有田市におけるコレラ防疫秘話」（和歌山県立医科大学公衆衛生学教室）、「衛生学的に視た『レイノー現象』」（共著、新制作社）、「家族と地域社会でできる「ぼけ（老人性痴呆）ゼロ作戦」（岐阜新聞社）、「新しいパラダイムに向けての『公衆衛生』」（新企画出版社）、「五感健康法のすすめ」、「五感健康法を愉しむ」、「日常的、非日常的五感健康法」、「五感健康法、生涯現役で過ごすための健康法」、「五感健康法あれこれ」「五感健康法あれこれⅡ」（いずれも岐阜新聞社）、「介護予防のための五感健康法」（農文協）など多数。

五感健康法あれこれⅢ

発　行　日　　2018年5月6日

著　　　者　　岩田　弘敏
発　　　行　　株式会社岐阜新聞社
編集・制作　　岐阜新聞情報センター 出版室
　　　　　　　〒500-8822　岐阜市今沢町12
　　　　　　　　　　　　　岐阜新聞社別館4F
　　　　　　　TEL 058-264-1620（出版室直通）
印　　　刷　　岐阜新聞高速印刷株式会社